看護学教育
臨地実習指導者実践ガイド

矢野章永 編

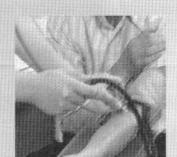

PRACTICAL GUIDE OF
BED SIDE LEARNING

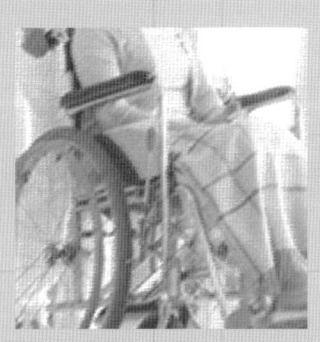

医歯薬出版株式会社

<執筆者一覧>

【編集】

矢野　章永（やの　ふみえ）　共立女子短期大学看護学科 学科長・教授

【執筆】（50音順）

荒川眞知子（あらかわまちこ）　相模原看護専門学校
　　　　　　一般社団法人日本看護学校協議会 会長

池西　静江（いけにし　しずえ）　（専）京都中央看護保健大学校
　　　　　　一般社団法人日本看護学校協議会 副会長

石束　佳子（いしづか　けいこ）　（専）京都中央看護保健大学校

恩田　清美（おんだ　きよみ）　東京海上日動メディカルサービス株式会社 企画部メディカルリスクマネジメント室

黒坂　知子（くろさか　ともこ）　茅ヶ崎看護専門学校

齋藤　孝子（さいとう　たかこ）　共立女子短期大学看護学科

佐野　望（さの　のぞみ）　共立女子短期大学看護学科

鈴木　良子（すずき　りょうこ）　湘南短期大学看護学科

蒔田　覚（まきた　さとる）　仁邦法律事務所 弁護士

矢野　章永（やの　ふみえ）　編集に同じ

山川美喜子（やまかわみきこ）　八王子市立看護専門学校

吉岡　譲治（よしおか　じょうじ）　アンカー法律事務所 弁護士

協力・資料提供　一般社団法人日本看護学校協議会共済会

This book was originally published in Japanese
under the title of :

KANGOGAKU KYOIKU RINCHIJISSHU SHIDOSHA JISSEN GAIDO
(Practical Guide of Bed Side Learning)

Editor :
YANO, Fumie
　Professor, Dean of the Department of Nursing,
　Kyoritsu Women's Junior College

© 2012　1st ed.

ISHIYAKU PUBLISHERS, INC.
　7-10, Honkomagome 1 chome, Bunkyo-ku,
　Tokyo 113-8612, Japan

序文

　東日本大震災は歴史上未曾有の大地震であった．発災直後から病院機能および医療資源が失われ，危機的な状態の中で，多くの看護師が被災者でありながら，専門職として卓越した行動力や判断力を駆使し，被災者や避難所の救護活動に奮闘し，多くの命を救った．その姿は，日常の中で看護職としての体験や訓練を積み重ねてきたことの表れであると，改めて思った．

　一方，看護基礎教育を担う者として，これまで以上に，学生の臨床能力や責任感の向上に取り組み，優れた卒業生を社会に輩出しなくてはならないと再認識させられた．

　しかし，現実の実習現場では，在院日数の短縮化，個人情報保護等により，学生が受け持てる患者が限られ，臨地実習を効果的に行うことが困難である．さらに，生活体験の乏しい学生，基礎学力低下のある学生，過密なカリキュラムなど，学生が主体的に思考して学ぶ余裕がないなどの課題を抱え，各養成校にとって臨地実習の充実を図ることはむずかしい．

　さらに，臨地実習には事故などの危険性も潜んでおり，医療安全が叫ばれている中では，万全な体策が必要である．

　2008（平成20）年に新カリキュラムが導入され，これまで以上に看護実践能力や看護を統合する能力が求められた．さらに，複数患者の受け持ち体験，夜間帯実習体験，卒業時の技術到達度などが示され，教育現場では多くの課題を抱えたまま，基礎教育の充実に向けての模索が始まっている．2011（平成23）年厚生労働省は「看護教育の内容と方法に関する検討会報告書」を公表した．その中で注目すべき点は，実践能力を高める臨地実習の方法として，領域ごとに実習施設を準備するのではなく，実習施設や対象者の特性に合わせて，領域を横断的に実習することで，実習施設の確保や実習期間の有効活用が可能であるという，画期的な提案である．これまでは，各養成校にとって，実習施設の確保は厳しい問題であった．しかし，各看護学の領域を横断的に計画できれば，臨地実習の充実も夢ではない．

　臨地実習の目的は，学生が既習した理論を基に，看護体験を通して，理論と実践を統合し，看護を理解するための，基礎的な実践能力を養うことである．

　本書は，臨地実習をより充実したものとするために，教員や臨床指導者が，新カリキュラムに基づいて，どのように取り組むべきか，具体的に解説したものである．また，多様な臨床現場における臨地実習に潜む事故の危険性とその対策についても，臨床場面に生起している問題を，事例に基づき極力わかりやすく解説している．

　本書の編成はⅠ「臨地実習総論編」，Ⅱ「臨地実習各論編」，Ⅲ「臨地実習応用編」とした．

　Ⅰ「臨地実習総論編」では，新カリキュラム全体を概観し，特に看護実践能力の育成と

効果的な実習方法，臨地実習開始にあたり必要な心構え，指導体制等について解説した．

Ⅱ「臨地実習各論編」では「専門分野Ⅰ」，「専門分野Ⅱ」，「統合分野」までの看護学（基礎看護学，成人看護学，老年看護学，小児看護学，母性看護学，精神看護学，在宅看護論，看護の統合と実践）の臨地実習について，養成校の地域性や設置主体や規模の異なる養成校の取り組みの実際について詳細に紹介している．

Ⅲ「臨地実習応用編」で扱った個人情報の保護，医療事故などは，法律を伴う難解なものとして受けとめられ，その対応や対策では戸惑いがあり，全国の養成校からも要望の多い事項である．ここでは，専門的な立場から実習場面の事例を基に理解しやすいように解説している．

本書を看護基礎教育に関わる皆様に活用していただき，新カリキュラムにおける学生の臨地実習が円滑に行われ，学習成果が高まるようお役に立てれば幸いである．

また，編者の力量不足ゆえ内容構成上に不十分なところもあるかもしれない．本書の内容についてお気づきの点があれば，忌憚なくご指摘いただき，ひきつづき内容の改善に努めていきたい．ご指導，ご教示いただければ幸いである．

本書の執筆を担当していただいた諸先生をはじめ，本書の企画・運営・編集にあたっては，日本看護学校協議会共済会，医歯薬出版編集部に多大なご支援を賜わりました．ここに心よりお礼申し上げます．

2011年12月

矢野章永

もくじ

I 臨地実習総論編

1 新カリキュラムにおける臨地実習 ……… 2（荒川眞知子）

1）新カリキュラムにおける臨地実習の考え方 …………………………… 2
　（1）カリキュラム改正の趣旨と要点　2／（2）指導要領のおもな改正点　3／（3）看護実践能力育成における臨地実習の意義　3／（4）実習に関する課題　5／（5）効果的な実習方法　5／（6）学生の学習を保障する実習環境・指導体制　7

2 臨地実習に対する心構え（留意事項） ……… 9（矢野章永）

　（1）対象者への説明と同意の基本的な考え方　9／（2）実習記録の取り扱いと個人情報の保護　10／（3）守秘義務　12／（4）実習中の事故とその対応　12／（5）健康管理　13／（6）行動上の注意　13

3 実習指導体制 ………………………………… 14（矢野章永）

　（1）実習指導上の役割分担（教員・施設側指導者）　14／（2）教員のおもな役割　14／（3）施設側指導者のおもな役割　14／（4）担当教員の具体的な役割　15／（5）実習指導者の具体的な役割　15

II 臨地実習各論編

1 専門分野 I ……………………………………………… 18

①基礎看護学 ………………………………………… 18（齋藤孝子）

1）基礎看護学実習の考え方 ………………………………………………… 18
2）基礎看護学実習の実習目的 ……………………………………………… 19
3）基礎看護学実習の実習目標 ……………………………………………… 19
4）基礎看護学実習 I の展開 ………………………………………………… 20
　（1）基礎看護学実習 I の実習目的　20／（2）基礎看護学実習 I の実習目標　20／

（3）基礎看護学実習Ⅰの実習項目　20／（4）実習開始前・中・修了後の動き，実習内容，実習方法　21／（5）実習記録　23／（6）提出物　23／（7）基礎看護学実習：看護技術学習指標と到達レベル　23／（8）出欠管理　23／（9）実習展開上の留意点　23／（10）評価内容・基準　24

5）**基礎看護学実習Ⅱの展開** ···24
　　　（1）基礎看護学実習Ⅱの実習目的　24／（2）基礎看護学実習Ⅱの実習目標　24／（3）基礎看護学実習Ⅱの実習項目　24／（4）実習開始前・中・修了後の動き，実施内容，実施方法　25／（5）実習記録　27／（6）提出物　27／（7）基礎看護学実習：看護技術学習指標と到達レベル　27／（8）出欠管理　27／（9）実習展開上の留意点　27／（10）評価内容・基準　28

6）**基礎看護学実習Ⅲの展開** ···28
　　　（1）基礎看護学実習Ⅲの実習目的　28／（2）基礎看護学実習Ⅲの実習目標　29／（3）基礎看護学実習Ⅲの実習項目　29／（4）実習開始前・中・修了後および帰校日の動き，実施内容，実施方法　29／（5）実習記録　31／（6）提出物　33／（7）基礎看護学実習：看護技術学習指標と到達レベル　33／（8）出欠管理　33／（9）実習展開上の留意点　33／（10）評価内容・基準　34

7）**基礎看護学実習：看護技術学習指標と到達レベル** ·····················35

2　専門分野Ⅱ ···38

①成人看護学 ···38（鈴木良子）

1）臨地実習の目的・目標 ···38
　　　（1）看護基礎教育における臨地実習の目的・目標　38／（2）臨地実習の考え方　39／（3）専門分野Ⅱ，成人看護学の実習目的　39／（4）成人看護学実習Ⅰ・Ⅱ・Ⅲにおける実習目的　40／（5）実習目標　40

2）実習項目 ···41

3）臨地実習の展開 ···43
　　　（1）実習開始前の準備　43／（2）実習の開始・中・終了の動き　44／（3）実習記録　47／（4）提出物　48／（5）看護技術実施項目，看護技術経験録など　48／（6）出・欠席表　49／（7）実習病院・施設・病棟　49／（8）実習展開上の留意事項　49

4）評価・単位認定 ···52
　　　（1）実習評価表（「成人看護学実習Ⅰ」の場合の一例）　52／（2）成績評価と単位認定　53／（3）実習評価の活用と学生支援　53／（4）評価方法　53

②老年看護学 ···55（佐野　望）

1）老年看護学実習の考え方 ···55
2）老年看護学実習の科目構成 ···55
3）老年看護学実習の目的・目標 ···56

- 4）老年看護学実習Ⅰ ……………………………………………………………56
- 5）老年看護学実習Ⅱ ……………………………………………………………57
- 6）老年看護学実習Ⅲ ……………………………………………………………59
- 7）実習記録 ………………………………………………………………………60
- 8）実習評価 ………………………………………………………………………60
- 9）看護技術経験項目 ……………………………………………………………66
- 10）実習病院・施設・病棟 ………………………………………………………66

③小児看護学 ……………………………………………………………67（黒坂知子）

- 1）科目構成 ………………………………………………………………………67
  - （1）小児看護学の科目構成　67／（2）小児看護学実習の構成　67
- 2）臨地実習の目的・目標 ………………………………………………………68
  - （1）臨地実習の目的　68／（2）臨地実習の考え方　68／（3）小児看護学実習の目的・目標　68／（4）実習項目　70
- 3）臨地実習の展開 ………………………………………………………………70
  - （1）実習開始前の準備　70／（2）実習内容　72／（3）具体的展開　73／（4）カンファレンス　73／（5）実習記録　74／（6）実習指導体制　75／（7）提出物　76／（8）看護技術経験項目　76／（9）実習展開上の留意事項　76

④母性看護学 ……………………………………………………………87（山川美喜子）

- 1）臨地実習の目的・目標 ………………………………………………………87
  - （1）看護基礎教育における臨地実習の目的　87／（2）臨地実習の考え方　87／（3）「専門分野Ⅱ」の実習目的　87／（4）母性看護学の実習　88
- 2）臨地実習の展開 ………………………………………………………………89
  - （1）臨地実習開始前の準備　89／（2）実習開始から終了まで　90／（3）実習記録用紙　91／（4）提出物　99／（5）看護技術経験項目　99／（6）出欠表　107／（7）実習病院　107／（8）実習展開上の留意事項　107／（9）評価について　108

⑤精神看護学 ……………………………………………………………109（石束佳子）

- 1）教育課程の考え方―学習目的・学習目標，科目構造― ……………………109
  - （1）学習目的　109／（2）学習目標　109／（3）科目構成（6単位，200時間）　109
- 2）精神看護学実習 ………………………………………………………………110
  - （1）基本的な考え方　110／（2）実習目的　111／（3）実習目標　111／（4）実習展開　112
- 3）精神看護学実習の実習指導案（週案） ……………………………………120
- 4）全体的な患者へのかかわりの原則 …………………………………………122
  - （1）患者へのかかわり方　122／（2）患者への接近の原則　122
- 5）技術経験項目について ………………………………………………………123

6）出欠表と実習評価 …………………………………………………………………123

3　統合分野 …………………………………………………………………………126

①在宅看護論 ……………………………………………………………126（矢野章永）

1）基礎教育における臨地実習の目的 …………………………………………………126
2）基礎教育における臨地実習の目標 …………………………………………………126
　　(1) 在宅看護論実習の考え方　127／(2) 在宅看護論実習科目構成　127／(3) 在宅看護論臨地実習目的　127／(4) 在宅看護論実習目的　128／(5) 在宅看護論実習の展開　128
3）在宅看護論実習Ⅰの展開 ……………………………………………………………128
　　(1) 在宅看護論実習Ⅰの実習項目　128／(2) 臨地実習の展開　129／(3) 役割の分担　131／(4) 実習記録　131／(5) 実習評価　138
4）在宅看護論実習Ⅱ（地域包括支援センター実習）の展開 ………………………138
　　(1) 実習目的　138／(2) 実習目標　138／(3) 実習項目　138／(4) 実習の展開　138／(5) 実習評価　139
5）在宅看護論実習Ⅱ（外来実習）の展開 ……………………………………………139
　　(1) 実習目的　139／(2) 実習目標　140／(3) 外来実習の展開　140／(4) 外来実習評価　140

②看護の統合と実践領域 ………………………………………………141（池西静江）

1）臨地実習の目的・意義・考え方について …………………………………………141
　　(1) 臨地実習の目的　141／(2) 臨地実習の目標　141／(3) 臨地実習の意義　142／(4) 臨地実習で大切にしたいこと　142
2）看護の統合と実践実習の意義とその考え方 ………………………………………142
3）統合実習の目的・目標 ………………………………………………………………143
4）配当時期，単位数，実習項目 ………………………………………………………144
5）臨地実習の展開 ………………………………………………………………………144
6）統合実習の手応えから意義に戻る …………………………………………………160

Ⅲ　臨地実習応用編

1　臨地実習と患者の個人情報 ……………………………164（吉岡讓治）

1）個人情報保護法 ………………………………………………………………………164
　　(1) はじめに　164／(2) 個人情報保護法とガイドラインとの比較　164／(3) 「個人情報」の定義　165／(4) 医療における「個人情報」の特性　165／(5) 「個人情報」と「プ

ライバシー」の関係　165
- 2）具体的事例として　　　　　　　　　　　　　　　　　　　　　　　　　　　165
  - （1）臨地実習の実際　165／（2）実習生に患者の個人情報を取り扱わせることの必要性　166／（3）看護記録　167
- 3）患者の個人情報取得に関する問題　　　　　　　　　　　　　　　　　　　　　167
  - （1）病院などの受入施設が情報を取得する場合　167／（2）実習生が直接患者から情報を取得する場合　168／（3）個人情報の提供先　168
- 4）匿名化　　　　　　　　　　　　　　　　　　　　　　　　　　　　　　　　　169
- 5）個人情報と同意書など　　　　　　　　　　　　　　　　　　　　　　　　　　169

2　医療紛争と解決法　　　　　　　　　　　　　　　　　　173（蒔田　覚）

- 1）医療事故と医療過誤について　　　　　　　　　　　　　　　　　　　　　　　173
- 2）医療紛争について　　　　　　　　　　　　　　　　　　　　　　　　　　　　174
- 3）個人情報保護について　　　　　　　　　　　　　　　　　　　　　　　　　　175
- 4）法的責任について　　　　　　　　　　　　　　　　　　　　　　　　　　　　176
  - （1）概要　176／（2）民事責任の内容　176／（3）医療過誤における「過失」とは　177
- 5）紛争解決の方法　　　　　　　　　　　　　　　　　　　　　　　　　　　　　178
  - （1）示談　178／（2）調停（ADR，あっせん，仲裁）　178／（3）訴訟（狭義の裁判手続）　179
- 6）紛争解決のための豆知識　　　　　　　　　　　　　　　　　　　　　　　　　180

3　臨地実習におけるリスクマネジメント　　　　　181（恩田清美）

- 1）臨地実習とコミュニケーション　　　　　　　　　　　　　　　　　　　　　　181
  - （1）適切に情報が伝達できない　182／（2）エラーを回復するためのコミュニケーションが適切に行われない　182／（3）アサーティブなコミュニケーション　183
- 2）臨地実習におけるヒヤリ・ハット報告　　　　　　　　　　　　　　　　　　　183
  - （1）ヒヤリ・ハット報告の意義　183／（2）臨地実習でのヒヤリ・ハット報告の傾向　184
- 3）臨地実習における情報管理について　　　　　　　　　　　　　　　　　　　　185
  - （1）実習記録の取り扱い　185／（2）患者情報の会話について　185／（3）情報流出について　186
- 4）臨地実習中の実際の事例　　　　　　　　　　　　　　　　　　　　　　　　　186
  - （1）実習中の傷害事故事例　186／（2）実習中の賠償事故事例　191

I

臨地実習
総論編

I 臨地実習総論編

1 新カリキュラムにおける臨地実習

1）新カリキュラムにおける臨地実習の考え方

（1）カリキュラム改正の趣旨と要点

　看護基礎教育の目的は，看護実践能力のある質の高い看護師の養成である．

　看護実践能力とは，「科学的根拠に基づいた判断力と安全で安楽な看護実践によって健康上の課題を解決する創造的な行為である．それは，看護職者の豊かな人間性や看護観に支えられ，生涯にわたって，常に看護とは何かを探究し続け，看護職者として生きていく姿勢」を含めた能力である．

　近年，看護および看護教育を取り巻く環境の変化が看護実践能力の育成に大きな影響を及ぼしている．厚生労働省は，平成15年から社会の期待に応えることのできる看護職の育成に向け，「新人看護職員の臨床看護実践能力の向上に関する検討会」をはじめとし，さまざまな検討を重ねてきた．

　看護基礎教育および臨床現場の双方から「看護実践能力」について検討され，「看護基礎教育の充実に関する検討会報告書」（平成19年4月20日）に基づき指定規則が改正された．平成21年4月から新カリキュラムでの実施となった．

　新人看護職員の臨床実践能力の低下に対し，早急に対応すべく，教育の内容の充実と学生の看護実践能力の強化が大きなポイントである．

　おもな改正点は「看護基礎教育の基本的な考え方，教育内容，専門分野の構造」である．

　学習の積み上げを意識して，基礎分野，専門基礎分野，専門分野を「専門分野Ⅰ」「専門分野Ⅱ」に分け，さらに履修した知識や技術を卒業前に統合するために新たに「統合分野」を設けた．「統合分野」では，臨床の実務に近い環境で看護を提供する方法を学ぶ内容として位置づけた点が説明されている．

　さらに，看護師に必須の技術項目と卒業時到達度を明確化することとし，約140項目の技術につき，「単独で実施できる」～「知識としてわかる」まで4段階に必要な到達度を

設定し，看護基礎教育修了時に修得しておく必要がある看護技術の種類と到達度が示された．

看護基礎教育における教育年限の延長はなかったが，これらを実施するうえで最低限必要な単位数の増（看護師教育93単位から97単位）と，専任教員や実習指導者の配置や資質の向上等を進める等もあわせて改正された．

臨地実習は，次のような内容に分類された．

- 専門分野Ⅰ 「基礎看護学実習」
- 専門分野Ⅱ 成人看護学領域 「成人看護学実習」
  老年看護学領域 「老年看護学実習」
  母性看護学領域 「母性看護学実習」
  小児看護学領域 「小児看護学実習」
  精神看護学領域 「精神看護学実習」
- 統合分野 在宅看護論領域 「在宅看護論実習」
  看護の統合と実践領域「看護の統合と実践」

カリキュラム改正後，すべての看護師養成機関において教育内容，教育方法などの見直し・充実を図るべきであるとし，看護基礎教育で学ぶべき教育内容と方法に焦点を当てた具体的な検討が行われてきた．

平成23年4月に「看護教育の内容と方法に関する検討会報告書」（厚生労働省）を踏まえ，看護師等養成所の運営に関する指導要領が改正された．

（2）指導要領のおもな改正点[1)]

① 看護師教育については看護師に求められる実践能力全体について検討を行い，卒業時の到達目標を設定した．
② 看護師等養成所の運営に関する指導要領「別表3」の教育の基本的考え方，留意点が改正された．
③ 「教育の基本的考え方」（表Ⅰ-1）の1）～6）を，「看護師に求められる実践能力と卒業時の到達目標」に示された内容に対応させた．

表Ⅰ-1は，筆者が「教育の基本的考え方および看護師に求められる実践能力」として整理したものである．

④ 指定規則における「別表3」の「備考3」に基づいて教育内容を横断的に組み合わせた科目を設定した場合にも対応できるように，「講義，演習，実習を効果的に組み合わせ，看護実践能力の向上を図る内容とする」等が加えられ，留意点で「在宅」と示していた箇所を「地域」に変更した．

（3）看護実践能力育成における臨地実習の意義

臨地実習（以下，実習）は，看護の実践を通して，理論知から実践知を学び，看護実践

表Ⅰ-1　教育の基本的考え方および看護師に求められる実践能力

教育の基本的考え方	看護師の実践能力		構成要素
1）人間を身体的・精神的・社会的に統合された存在として幅広く理解し，看護師としての人間関係を形成する能力を養う 2）看護師としての責務を自覚し，倫理に基づいた看護を実践する基礎的能力を養う	Ⅰ群 ヒューマンケアの基本的な能力	A	対象の理解
		B	実施する看護についての説明責任
		C	倫理的な看護実践
		D	援助的な関係の形成
3）科学的根拠に基づき，看護を計画的に実践する基礎的能力を養う	Ⅱ群 根拠に基づき，看護を計画的に実践する能力	E	アセスメント
		F	計画
		G	実施
		H	評価
4）健康の保持増進，疾病の予防，健康の回復にかかわる看護を，健康の状態やその変化に応じて実践する基礎的能力を養う	Ⅲ群 健康の保持増進，疾病の予防，健康の回復にかかわる実践能力	I	健康の保持・増進，疾病の予防
		J	急激な健康状態の変化にある対象への看護
		K	慢性的な変化にある対象への看護
		L	終末期にある対象への看護
5）保健・医療・福祉システムにおける自らの役割および他職種の役割を理解し，他職種と連携・協働する基礎的能力を養う	Ⅳ群 ケア環境とチーム体制を理解し活用する能力	M	看護専門職の役割
		N	看護チームにおける委譲と責務
		O	安全なケア環境の確保
		P	保健・医療・福祉チームにおける多職種との協働
		Q	保健・医療・福祉システムにおける看護の役割
6）専門職業人として，最新知識・技術を自ら学び続ける基礎的能力を養う	Ⅴ群 専門職として研鑽し続ける基本能力	R	継続的な学習
		S	看護の質の改善に向けた活動

能力を育成する重要な学習方法である．

しかし，実習の場は，医療の高度化，在院日数の短縮，看護業務の複雑・多様化，国民の医療安全に関する意識の向上，患者の人権への配慮等の点から，学生の看護技術の学びの範囲や機会が限定される傾向にある．

さらには，学生の生活体験の乏しさや対人関係能力の希薄さなどが相俟って，看護実践能力の基盤を育成する実習での学びに大きな影響を及ぼしている．

「看護教育の内容と方法に関する検討会報告書」は実習に関しての課題を次項のように整理している．

（4）実習に関する課題[2]

① 在院日数の短縮化で臨地実習を効果的に行うことが困難
② 看護過程の展開における思考のプロセスに重きを置いて指導することが多く，技術等を実践する機会が減少している．
③ 養成所における教育では，実践の場で学習を行う場合のみ臨地実習とみなすことになっていることから，その日の臨地実習が終了した後に，必要な文献を図書館で調べたり，実習記録をまとめたりしている状況である．したがって課題をこなすことに手一杯で，自分で考えて行動するという学習ができなくなっている場合もある．また，臨地実習のオリエンテーション，体験の振り返り等を臨地実習以外の時間で実施しているため，ますますカリキュラムが過密になり，学生，教員ともに余裕がなくなっている．

（5）効果的な実習方法

①実習での体験を意味づけし教材化する

実習は，教員・指導者が，学生に気づきの機会を提供し，学習者は自己の気づきを確認することで看護の意味を深化させるように教授する活動が中心となる．

そこで重要なのは，実習時間の長さや，技術項目の体験の多さではなく，体験したことを意味づけすることである．意味づけとは，体験して感じたことを意識化し，言葉に出して表現することである．

言葉が話せない患者の場合，学生にとって，援助の評価は難しく，行ったケアがこれでよかったのかと悩むことがある．そのとき，看護教員は「患者さんの安心した表情がケアの評価である」と体験の意味づけをする．このことから，学生は「看護の対象に深い関心を注ぐことの重要性と，観察の大切さ」に気づくことができる．「観察は重要である」と言葉で繰り返すことよりも，実習の意味ある一体験，あるいは体験を意味づけることが重要である．

この意味づけられた体験の積み重ねによって学生は，「看護とは，人間とは」を深く考えることができるようになる．そしてこの学びの体験を通し，自ら学んでいくことの喜びと重要性に気づく．つまり学習能力が養われ，看護職業人として，将来主体的に学習し続けることのできる姿勢が養われ，看護実践能力の基盤となりえる．

②看護学生を「看護チームの一員」として位置づける

　臨床は学校の単なるフィールド（場）を借りているのではなく，実習における学生の立場は看護チームの一員として位置づけられる必要がある．学生は患者と密にかかわることから，看護師以上に情報を得ている場合も少なくない．チームカンファレンスにおいて，受け持ち患者に対する学生の計画や考えが聞き入れられ，ときには，取り入れられることで，チームの一員であることを自覚し，学生はその限りある能力を駆使してさらに努力をする行動へとつながる．

　この体験は，チーム医療におけるメンバーシップや看護師の役割を学ぶ重要な機会となる．

　このような実習が可能になるには，看護教員の看護実践能力が重要であり，学生自身にもその対象者に必要な看護を先取りできる能力が必要である．また，臨地実習環境をこのように整えるには，臨床との調整能力・関係性をつくることのできる能力が必要である．

③看護過程展開の方法論に固執しない実習展開とする

　学生の実習における「困難さ」の理由のひとつに「看護過程展開」がある．

　受け持ち患者中心の看護過程展開の実習は，思考力，判断力を育てるのになくてはならない方法である．しかし，アセスメントができなければ看護ケアを実施させないという実習のさせ方は避けるべきである．

　看護に必要な情報を収集するには「患者との関係性」を，情報を分析するには「患者の辛さ，苦しみ，思い」を自分の目で見，耳で聞き，肌で感じることの体験が重要となる．枠組みも大切であるが，枠にとらわれず，対象をありのままとらえ，かかわることができた喜びと安心感を体験できることが，真の分析につながる．これは実習の場でしかできない体験である．

　臨床の場では，学習目標や学習計画に挙がらない無意図的な学びもたくさんある．そのためにも，教員・臨床指導者・スタッフの看護実践が，看護モデルであることが重要となる．

　従来のように，看護の領域ごとに看護過程を中心に行うのではなく，卒業時の到達目標と臨地実習の目的の関連性や，学ぶべき内容を明確にし，その目的が達成できるように柔軟に実習の場を開発し，実践的な教育を行うことが望まれる．

④グループ編成とグループダイナミクス

　実習では，学生同士で学びあう関係が，実践力や意欲を高めることにつながる．そのため，実習グループはグループダイナミクスをいかせるように構成するのが望ましい．グループ編成にあたっては，人数，年齢構成や学習能力，人間関係能力等のレディネスを考慮することも重要である．学生同士は情報・意見交換のほか，互いのかかわりからメンバーとしての協力や役割を学び，ときにはグループ内の困難を調整することを体験する．

⑤分析力，統合力を育むための実習記録やカンファレンスの活用

　実習記録やカンファレンスは，学生の分析力・統合力を育む効果的な学習方法である．

　「学生たちが自分自身が何を学んだかを表現でき，仲間たちの経験を聞くことができ，さらに，書く，読む，深く熟考する，検証できるように時間を提供してなおかつ教育者側から指導がなされる」[3]ことで分析力，統合力を育むことが可能となる．

そのためには実習と実習の間に，振り返りをする時間と機会が必要である．

実習で体験することが限られることから，他の学生や，教員・臨床指導者，ときにはスタッフナースが同席してのカンファレンスは，学生がどのような対象者にかかわり，どのような学びをしたかを，教師と学生双方が共通に認識できる機会として重要である．

実習記録も工夫が必要である．体験した内容や獲得した能力を記載したもの（ポートフォリオなど）を活用することが効果的である．このような学習の記録により，教育内容が網羅された効果的な臨地実習を行うことが可能となる．

⑥教育内容の組み立て方

新カリキュラムの特徴は，学習の積み上げを意識して，履修した知識や技術を卒業前に統合するために新たに「統合分野」を設けた点である．

単位制であるが，学習進度（既習内容）に応じた実習目標・内容を備え，徐々に複雑な状況へと向かう積み上げ型である．

「積み上げる」とは，学習内容の「単純から複雑」と，行動変容（思考変容）を示す「知る〜意味が分かる〜できる」の意味をもつ．

臨地の場は，看護の対象の人権や安全が最優先される場であり，学生の準備性は必須である．学校では基本的な知識・技術を習得することが求められるが，準備性を大事にしながらも，"学びながら実践，実践しながら学ぶ"ことが実習である．

指導者は実習を運営するにあたって，次のような評価の視点をもつことが大切である．

- 実習（教育）内容の何が積み上げられているのか
- 講義・演習の既習内容との関連性は適切か
- 実習目標・内容の量と質はどうか

⑦基礎教育における身体侵襲を伴う技術の経験について

実習においては，身体侵襲を伴う行為を体験することは難しくなっているが，現場では，看護職に侵襲を伴う行為の実施が求められるようになってきている．

基礎教育で，何をどこまでを経験させ，何をもって到達とするかは，各学校の教育理念・教育方針と，卒業時の到達目標に照らし合わせ，十分に検討して進めることが大切である．

（6）学生の学習を保障する実習環境・指導体制

①学生の安全と安心を守り，学習を保障し看護する喜びを体験させること

実習は，患者の力，学生の力，指導する者の力が統合され，看護実践能力を育てる最良の場である．しかし，臨床の場では，主役は患者で，人間関係も多岐にわたり，看護の対象は，病める人であり，必ずしも快く受け入れてはもらえない．また予測できないことの起こる場である．

指導にかかわる人もさまざまで，学習者中心の学習環境ではないし，実習時間のほとんどは立ち通しで，心身ともにストレスフルな状態にある．そのような状況下で，いかに目標に到達するか，ストレスを解消していくにはどうしたらよいかなどの学びも同時に行うことになる．学生の自律的な学習を促進するためには，日々の学生の体験および実践能力の習得状況を確認し，その学生の状況に合わせたかかわり方をする必要がある．

臨地実習の場を，学生のレディネス，個別性を踏まえて学習の場にする専任教員指導能力と，それを受け止めることができる学生の能力が統合されることが大切となる．

②学生に多くの成功体験と，困難を乗り越えるための力を

学生の力は，看護実践力としては未熟であるが，患者の快復によい影響を与えることも多く，学生に受け持たれて，「患者としての役割」を自覚したとき，患者は「他者のためになっている」と自分らしさ，人間らしさを取り戻すことにつながる．この学びは臨地でなければできない学びである．

成功体験は学習者の意欲を喚起させ，主体的に学習する姿勢につながる有効な体験であるが，困難を乗り越えるたくましさや，ピンチをチャンスに変えることのできる力も助長することがある．

卒業後，臨床の現場において出会う対象はすべて個別性があり，対象の状況は刻々と変化する．そのような対象を目の前にしたとき，自分の行動をどのように起こすのか，今やるべきことは何か，今そのことを誰が行うことがもっともよいのかという判断ができる能力を養うことが重要である．

③学生と教員・指導者とが相互に成長する場に

教員，臨床指導者が看護する喜び・指導する喜びが体験できることが大切である．学生は，彼らを取り巻くすべての人との関係のなかで成長し，同時にその成長の過程で他者を成長させ，励まし，力を与える．実習では講義と違い直接的な反応が多く，その場その場の修正が求められるため，指導の難しさがある．教員は自らの指導を省みて，それ以降の教授方針を検討することが求められる．

実習は，学生の学習の場だけにとどまらない．実習施設で働く医師・看護師職・薬剤師・他の医療従事者，クラーク，事務職員，清掃や警備の委託業者など，多様な年代，多様な価値観をもつ看護の対象者およびその家族と相互関係を築くプロセスで互いに高めあい成長することができる場であるといえる．

■引用文献
1）厚生労働省：看護教育の内容と方法に関する検討会報告書，p.4～6，2011．
2）前掲1）p.2～3
3）Tanner. C. A：学習者の個別性に応じた看護教育，日本看護学教育学会誌．10（2）：p.39～49，2000．

■参考文献
1）厚生労働省：新人看護職員の臨床看護実践能力の向上に関する検討会報告書，2004
2）厚生労働省：看護基礎教育の充実に関する検討会報告書，2007．
3）厚生労働省：今後の看護教員のあり方に関する検討会報告書，2010．
4）荒川眞知子，他：「看護の統合と実践」を可能にする教育内容と臨地実習の展開，看護展望，33（9）：18～23，2008．
5）中山洋子：看護基礎教育を考える—看護専門職としての芽を育てる教育，看護展望，34（6）：15～19，2009．
6）齊藤茂子：新カリキュラムで臨床実習をどう見直すか，看護展望，34（2）：6～18，2009．

I 臨地実習総論編

2 臨地実習に対する心構え（留意事項）

　今日，臨地実習（実習）を取り巻く環境には，安全な医療，患者・家族への説明，個人情報の保護など多様なニーズがある．また，学生の気質をみると「相手かまわず自分勝手に行動する」「人間関係がうまくつくれない」「面倒くさいことは避ける」などの傾向にあり，自分の頭で考え学ぶ姿勢が弱くなっている．授業は学生にものの原理・原則を理解してもらうことも大事であるが，実際にそれを応用することも教えなければならない．知識・技術は地道にやってはじめて身につくものである．しかし，いざ実習を開始してみると無断欠席・遅刻，知識や技術の不足，患者とコミュニケーションが取れないなど実習に対する基本的な心構えができていないことから，多様な問題が起こっている．

　実習は授業であり，実際に「患者や家族，利用者から学ばせていただいている」という意識が薄いのであろう．実習は，単に知識や技術を習得するだけの場ではなく，看護専門職としての専門性や独自性を備えた看護師として相応しい態度や資質を養う場としても重要である．謙虚な気持ちで学ぶ立場とは何かを考えつつ実習することこそが，専門職業人としての自己を磨き，かつ人間的成長へとつながると考える．

　本稿では「実習に対する心構え・留意事項」について，おもな点を挙げてみたい．

（1）対象者への説明と同意の基本的な考え方

　わが国の保健医療福祉を取り巻く環境はさまざまに変化している．少子高齢化，医療技術の高度化，国民の健康に対する関心，権利意識の高まりなどから，医療の質と安全，多様な看護サービスと質の高い看護が求められている．

　WHOはヨーロッパにおける患者の権利の諸原則（1994年4月）に，臨床教育への患者の参加もその患者のインフォームドコンセントに基づくものでなければならないとしている．これを受けて，わが国でも平成15年3月，厚生労働省看護課から「看護基礎教育における技術教育のあり方に関する検討会報告書」が出された．「臨地実習において看護学生が患者を受け持ち，療養上の世話および診療上の世話および診療の補助等の看護業務を行うこと，また患者の診療情報を取り扱うことについて患者の同意を得て，それを記録に残すことが必要である．看護者および看護教育者は，看護学生が患者の診療記録から情報

表 I-2　臨地実習説明書

臨　地　実　習　説　明　書

　○○○○短期大学　看護学科　　年生の○○○○実習にあたり，
　平成　　年　　月　　日から，平成　　年　　月　　日までの間，
　受け持ち学生として日常生活の援助および診療の補助等の看護援助をさせて頂きたく存じます．
　尚，学生の臨地実習は，以下の基本的な考え方で臨むことにしております．
　看護教育の必要性をご理解いただき，ご協力をお願い致します．

1. 学生が，看護援助を行う場合は，事前に充分かつわかりやすい説明を行い，患者様・ご家族の同意を得て行います．患者様・ご家族の同意については，施設の看護師が同意を得た旨を臨地実習説明書に記載いたします．
2. 学生が看護援助を行う場合，安全性の確保を最優先し，事前に教員や看護師の助言・指導を受け，実践可能なレベルにまで技術を習得させてから臨ませます．
3. 患者様・ご家族は，学生の実習に関する意見・質問があれば教員・看護師にいつでも確認できること．また，同意した内容についてもいつでも拒否でき，拒否したことを理由に看護及び診療上の不利益な扱いを受けないことを理解し臨ませます．
4. 実習先で知りえた患者，家族，職員等の個人情報および守秘情報は，電子媒体や紙などのいかなる媒体においても実習先以外に持ち出しましたメール等による送信をいたしません．
5. 実習記録については，患者，家族，職員，施設等を特定できるような記録は一切いたしません．カンファレンスおよび学内学習の利用に際しては，管理者を置き利用・保管管理をいたします．
6. 個人情報および守秘情報の漏洩等の事故が発生した場合には，刑事事件あるいは民事事件となり，多額の損害賠償が生じることへの認識を醸成いたします．

以上

平成　　年　　月　　日

　　　　　　　　　　　患者氏名：
　　　　　説明責任者　看護師長：
　　　　　　　学生所属機関：○○短期大学　看護学科

収集を行い必要な情報を実習記録に記載すること，実習記録の保管方法，知り得た情報を守秘すること，実習以外の目的には使用しないことを患者に説明する．さらに，患者が実習の受け入れを拒否した場合であっても不利益を受けないことを説明する」[1] としている．

　そこで，筆者の学校では，このような考え方に基づき「臨地実習説明書」（**表 I-2**）を雛型とし，各実習施設の担当者に患者・家族への説明および書類の記載・保管をしてもらっている．なお，実習に先立ち学生は，「誓約書」（**表 I-3**）を大学学長宛に提出することにしている．

（2）実習記録の取り扱いと個人情報の保護

　学生は実習中に患者の診療情報を容易に入手できる環境にあり，看護者が行うケアの一部を実施しているため，当然学生にも守秘義務が生じる．とくに，個人情報保護（個人情

表I-3　誓約書

誓　約　書
〇〇短期大学　看護学科
学籍番号　　　　　氏名

　私は，臨地実習を行うにあたり，情報の取り扱いについて下記事項を遵守することをここに誓約します．

記

1. 私は，看護援助を行う場合は，事前に，患者・家族の同意を得た上で行います．
2. 私は，看護援助を行う場合は，安全性の確保を最優先し，事前に教員や看護師の助言・指導を受け，実践可能なレベルにまで技術を習得してから臨みます．
3. 患者・家族は，私の実習に関する意見・質問があればいつでも教員・看護師に確認できること，また，同意した内容についてもいつでも拒否でき，拒否したことを理由に看護および診察上の不利益な扱いを受けないことを理解し臨みます．
4. 私は，情報の取り扱いについて臨地実習先が定める手続き・方法等（以下「諸手続」）を遵守することが情報主体（患者，家族，職員，実習先）の情報の保護・適切な利用に資することを理解し，臨地実習を行う一員として諸手続きを遵守する義務があることを理解します．また，諸手続に反する情報の取り扱いは臨地実習先の不利益になることを理解し，自らこれをしないことは勿論のこと，臨地実習先の職員や関係者に対しても，諸手続きに反する利用を指示・依頼しません．
5. 私は，臨地実習を行うためにのみ，情報を扱い，その他の目的には利用しません．
6. 私は，臨地実習遂行中は勿論のこと，期間満了後であっても，実習中に知りえた情報を第三者に知らしめること，あるいは第三者が知りうる状況にすること（以下「漏洩」）はしません．
7. 私は，自己又は第三者の興味あるいは利益のために臨地実習先ないし関係臨地実習先の取り扱う情報を照会・取得・盗用・保管・貸与・提供・漏洩等することはあってはならないことであり，厳に慎まなければならないことを認識しています．
8. 私は，私が実習上取り扱う情報が漏洩することのないよう務めます．
9. 私は，実習上情報を処理する際は諸手続に従い，また，取得する情報については，最新性・正確性の確保に務めます．
10. 私は，故意に情報の改ざん・滅失・漏洩をしません．
11. 私は，臨地実習先の定める研修計画に従い，情報の保護に関する意識を高めるとともに必要な知識を習得します．
12. 私は，実習中に情報に関して事故の兆候を発見したときは，漏洩の防止に全力をあげるとともに，速やかに臨地実習先担当者に報告します．
13. 私は，上記に掲げる事項のほか，個人情報取り扱いに関する法律・通達等の諸法令を遵守し，違反する行為はしません．

報保護法が平成16年4月施行）の観点から，診療情報および患者・家族から得た情報管理には十分な注意が必要である．そこで，実習記録・診療記録等の取り扱いは，各学校で定めた規定に基づき必要な事項が定められている．筆者の学校では「実習記録管理内規」を定めた．この規定の適用範囲の実習記録は紙・コンピュータファイル等である．

　実習記録管理者は学科長により定められた管理者が行う．実習中の管理は原則として学生個人が行う．また，各看護学の領域の責任者は学生の管理を行う．実習記録の管理年度は作成年度から起算し，1～3年とする．管理期間を経過した実習記録は廃棄する．廃棄処分する場合は，学科内廃棄台帳に廃棄年月日を記入し，廃棄処分を決定した実習記録は，

学校指定の業者へ依頼し，焼却・裁断による処分を行う．

実習記録に関する指導では，記録用紙における個人を特定する情報（住所・氏名・生年月日・病院・病棟名，家族歴や遺伝情報など）は，可能な限り記載しない方法や決められた記号を用いて行う．また，診療記録，実習記録はコピーしないことを守り行動する．さらに，実習中のメモや実習記録（パソコンのメモリー・チップを含む）は紛失しないように責任をもって管理する．万一紛失した場合はただちに施設実習指導者ならびに教員に報告する．

個人情報の保護に関する学生指導として，臨地実習先の取り扱う情報は，実習先および自校の定めた規定により，管理・保存・破棄し，許可なく臨地実習先外に持ち出さない．また，インターネット上への書き込みは絶対に行わない．

看護援助を行う場合は，事前に患者・家族の同意を得たうえで行う．また，患者の安全性の確保を最優先し，事前に教員・看護師の助言・指導を受け，実践可能なレベルにまで技術を修得して臨むこととしている．

（3）守秘義務

守秘義務は医療者としての基本である．看護学生は実習中に知りえた患者・家族の情報を正当な理由がなく，他者に漏らしてはならないと，保助看法第42条や看護師の倫理要項に記されている．したがって実習生は，実習施設への往復時や施設内では，患者についての話題はしてはならない．また実習終了後においても同様である．

（4）実習中の事故とその対応

学生は，実習中に事故を起こすことのないよう患者の状態や環境，自分の行動に細心の注意を払う必要がある．しかし，事故が生じた場合，実習施設の事故防止マニュアルに沿った指示に従う．事故発生時の対応として，

① 学生はただちに実習指導者および教員に連絡し，指示を受ける．
② 学生は，実習指導者および教員とともに患者の状況を把握し，安全確保のために処置を行う．
③ 学生は，患者の状況が落ち着いた時点で実習指導者・教員，看護師長，主治医とともに事故の発生状況と処置，今後の対策について話し合う．
④ 学生は患者・家族に誠実に対応する．
⑤ 病棟の器具や患者の私物を破損や紛失した場合，実習指導者や教員に連絡し，指示を受ける．
⑥ 学生は，事故報告書（学校規定）に記載し提出する．
⑦ 実習施設への往復時，交通事故およびその他の事故に遭遇したときは，教員に連絡する．
⑧ 災害発生時は，原則として実習施設の指示に従う．
⑨ 感染症に罹患した恐れがある場合は，ただちに教員もしくは実習指導者に報告するとともに確実な連絡先と連絡方法を教員に伝える．また，医師の診察および処置を

受けた場合は，その指示に従う．受診結果はただちに事故発生時の担当教員に報告する．自宅待機の指示が出た場合には，その指示に従う．また，保護者にも自分で伝える．針刺し事故や血液汚染の恐れがある場合は，ただちに血液を絞り出し，洗い流して，教員や実習指導者に報告する．その他，何らかの事故に遭遇した場合には，教員に連絡する．傷害保険（任意）に加入する．

また筆者の学校では，事故発生時は「事故報告ルート」を作成し，学生・教員・実習指導者・実習施設に周知の徹底を図り迅速に実施している．

（5）健康管理

実習は慣れない環境で，心身ともにかなりの負担となる．学生は人々の健康について学習していることを自覚し，自身の心身の健康管理に十分配慮する．感染症に罹患した恐れがあるときは，実習を制限することがあるので，医師の診断を受ける必要があり，必要時に診断書の提出を命じられることがある．夜間実習のある場合は健康に留意し，休息を十分にとる．暴飲・暴食，夜更かしなどをしないよう自己管理を行う．

（6）行動上の注意

① ユニホームは学校規定のユニホームを着用し，常に清潔を保つ．
② 化粧・アクセサリーは着用しない．髪は清楚にまとめる．
③ 礼儀では「実習をさせていただいている」という気持ちで臨む．
④ 挨拶・言葉づかい等は，礼儀正しく節度ある行動を心がける．
⑤ 時間は厳守し，遅刻をしないよう余裕をもって行動する．やむを得ず欠席・遅刻早退をする場合は，事前に施設および学校・大学に連絡し，所定の手続きをする．
⑥ 実習中に実習場所を離れる場合は，指導者や教員および助手に報告し，所在を明らかにする．
⑦ 私物の管理では，携帯電話，貴重品等を実習場で持ち歩かない．
⑧ 患者・家族からの金品を受け取らない．

■参考・引用文献
1) 厚生労働省：看護基礎教育における技術教育のあり方に関する検討会報告書，2003.

3 実習指導体制

（1）実習指導上の役割分担（教員・施設側指導者）

学生の臨地実習の成果を高めるためには，実習指導体制を充実させることが重要である．実習指導を行ううえでの基本的な考え方として，教育上の責任は教員側が，ケア上の責任は実習指導者がその役割を担う．実際の実習指導では，当該実習科目の担当教員および助手と実習施設側の実習指導者および管理責任者が協同で行う．具体的な役割分担を下記に示す．

（2）教員のおもな役割

① 実習目的・目標・実習スケジュールの提示
② 実習施設・指導者および学生への連絡・調整
③ 実習記録指導
④ 実習カンファレンス計画・運営・参加
⑤ 目標達成状況の把握と指導
⑥ 実習評価（教員）

（3）施設側指導者のおもな役割

① 教員・実習施設関係部署への連絡調整
② 受け持ち患者の選定・患者紹介（同意書他）
③ 実習施設・実習場所のオリエンテーション
④ 学生の看護計画・行動計画の指導・承認
⑤ 学生と患者の関係調整
⑥ 直接的ケアの指導

　上記の（2）（3）は状況により教員・実習指導者の両者が協同し役割を担う．

（4）担当教員の具体的な役割

　学生が授業の場での学びを，看護の実践の場でどのように展開し，発展させているかを判断し，指導する．学生の行動と学習状況を把握し，下記のような教育的配慮を基本に指導を行う．

① 実習開始前に学校側と臨床側の関係者で領域別や実習全体について，意見交換を行い調整しておく．
② 教育方針，実習目的・目標・方法を実習指導者にわかりやすく伝える．
③ 学生の学習状況を把握し，到達レベルの範囲を実習指導者に具体的に説明する．
④ 学生と実習指導者および看護スタッフ間の連絡調整を行う．
⑤ 学生に対し，実習全般への動機づけおよび看護スタッフによる役割モデルからの学びに気づかせる．
⑥ 学生の思考過程が明確になるように，事前学習の確認を行い，学習の方向性を提示し，実習行動計画の調整を行う．
⑦ 看護技術の妥当性や看護場面で得た体験の意味づけをし，既習の知識に統合していく過程を指導する．
⑧ 看護場面での体験が適切に言語化できているかを判断し，指導する．
⑨ カンファレンスを必要に応じて計画・運営し，学生間で実習の学びを共有できるよう指導する．
⑩ 患者の安全のために，必要に応じて実習指導者および看護スタッフとの綿密な事前連絡・調整を行う．
⑪ 学生の健康状態や学習態度および事故などの問題発生に対し，速やかに対応する．
⑫ 実習指導者による学生の評価を踏まえ，総合的に学生の実習目標の達成度を評価し，学生の今後の課題が明らかになるよう指導する．

（5）実習指導者の具体的な役割

　実習指導者は病棟のベッドサイドケアに責任をもつ立場から，具体的な患者ケアを通して，実習指導を行う役割がある．

① 学生の実習目的を把握し，目的に即した受け持ち患者の選定を行う．
② 学生の受け持ち患者または家族に個人情報保護に関する説明を行い許可を得る．
③ 学生の受け持ち患者のケアに責任を持ち，患者の安全を守る．
④ 学生に対して看護実践の役割モデルを示す．
⑤ 学生の看護行為，とくに看護技術が適切かどうか判断し，助言もしくは援助を行う．
⑥ 実習の協力を得た患者からも学生の実習状況について話を聞き，患者の負担の程度や有無を把握し，実習計画を調整する．
⑦ 学生の看護実践の場面で，気づいたこと，感じたこと，判断したことを学生に伝え，学生が実践の根拠を明らかにすることを助ける．
⑧ 患者の状態を踏まえて，学生が立案した看護計画の妥当性について指導する．

⑨ 学生の学習に対する準備状況，看護実践の具体的な指導内容について，看護スタッフ間の連絡調整を行う．
⑩ 看護実践を指導したスタッフから，そのエピソードなどの情報を収集し，実習担当教員に情報を提供する．
⑪ カンファレンスに参加し，学生間で実習の学びを共有できるよう指導する．
⑫ 事故発生時には，実習担当教員とともに迅速に対応する．
⑬ 学生の実習目標の達成度を評価し，学生の今後の課題が明らかになるよう指導する．

■参考文献
1) 厚生労働省：看護基礎教育における技術教育のあり方に関する検討会報告書，2003．
2) 共立女子短期大学看護学科実習要項，共通要項，2010．
3) 共立女子短期大学看護学科実習要項，在宅看護論Ⅰ・Ⅱ．

II

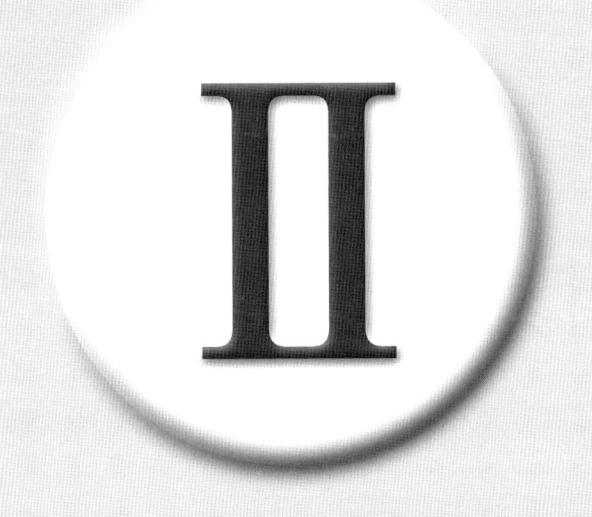

臨地実習
各論編

Ⅱ 臨地実習各論編

1 専門分野Ⅰ

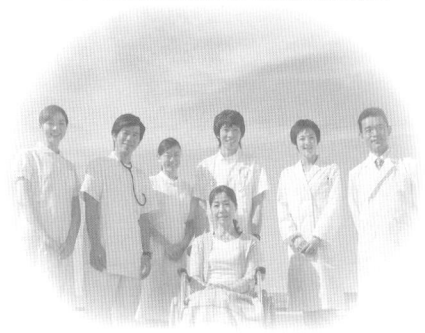

1 基礎看護学

1）基礎看護学実習の考え方

　2007（平成19）年のカリキュラム改正においては，教育内容の充実を図ること，学生の看護実践能力を強化することが掲げられ，2011（平成23）年，「看護教育の内容と方法に関する検討会報告書」においては，知識修得から能力修得へと看護師に求められる看護実践能力と卒業時の到達目標が明示された．

　基礎看護学は，「専門分野Ⅰ」として，看護職者としての基盤形成を培う分野として独立し，内容としては看護全般の概念をとらえ，看護の位置づけとその役割の重要性が認識でき，対象となる人間の理解と看護実践の基盤となる技術を修得すること，また，健康障害をもつ対象の理解や状態に応じた看護を提供するために必要な，技術適用方法の基礎を学ぶ内容の充実を図ることが要望されている．

　近年，看護職を取り巻く社会の変化とともに，看護に求められる役割や機能は，ますます拡大・高度専門分化し発展し続けている．

　これらの内容を念頭に置きながらも，「専門分野Ⅰ」では，各分野の基盤となる要素を網羅し，今後の学習が応用・発展可能となるよう充実が図られなければならない．

　昨今学生を取り巻くさまざまな課題が挙げられているが，限られた条件のなかで，今，求められる看護師像に近づく基盤が効果的に形成されるよう，「専門分野Ⅰ」の実習目的を設定する必要がある．

現代学生の課題のひとつとして，社会・生活体験が少ないことからイメージ化が図れず苦慮する者が多いことが挙げられる．このような課題を打破するには，学生が目指す看護師像をいち早くイメージでき，そこに近づく学習を進めていくことが望ましい．

現行の「専門分野Ⅰ」の実習では，講義受講後に実習を行う演繹的な学習方法が一般的である．そこで，入学後初期段階で臨床が体験できる実習を設定し，この実習を通して，自己の課題を明確にし，課題解決的に学習が進められる帰納的方法を取り入れたい．

早期の臨床実習体験は，学生が目指すべき看護師像や対象の理解，思考や判断力を養う必要性について具体的にイメージ・認識できるようにしてくれる．そこから，看護学を学ぶことへの志向性が高められ，自己課題を設定し，課題達成に向けて意欲的に学習に取り組むことが期待される．

「専門分野Ⅰ」の実習は，3単位であるため，この単位の有効活用が重要な Key となる．基礎看護学実習は，知る段階から実践する段階へと発展的に看護師としての基盤形成がなされるよう設定することが望ましい．

本稿では，「専門分野Ⅰ」の実習を「基礎看護学実習Ⅰ～Ⅲ」に設定し展開する（**表Ⅱ-1**）．

「基礎看護学実習Ⅰ」では，おもに看護活動の場や看護の役割・機能の認識，対象を知る．「基礎看護学実習Ⅱ」では，対象を理解し，看護を実践する素地を築く．「基礎看護学実習Ⅲ」は，さまざまな対象の状態（個別）に応じた看護実践の基本について学習できる内容とする．

表Ⅱ-1 基礎看護学実習の科目構成

基礎看護学実習	単位数	学年	前期／後期
基礎看護学実習Ⅰ	1	1	前期
基礎看護学実習Ⅱ			後期
基礎看護学実習Ⅲ	2	2	後期

2）基礎看護学実習の実習目的

早期臨地実習の体験を通して看護の魅力を発見し，看護学を学ぶ動機を明確にする．また，対象への看護を実践する者としての基礎的能力を修得する．

そのうえで，さまざまな機能障害をもつ対象の健康・生活上の課題を把握し，看護過程の展開を通して，健康回復のために必要な看護を実践する基本を学ぶ．

3）基礎看護学実習の実習目標

① 現代社会のなかで看護職が活動する場を認識し，看護の特徴や役割・機能を具体的にイメージできる．
② 看護の魅力を発見し，看護学を学ぶ動機を明確にする．

③ 看護の対象は，本来健康な生活を営む個としての存在であることを常に認識できる．
④ 看護を実践する者として，対象を尊重し擁護できる基本的な倫理的態度を身につける．
⑤ 対象の課題を明確にとらえるための対人関係能力やアセスメント能力の修得を目指す．
⑥ 対象の課題解決に向けた看護技術の原理・原則を修得し，実践できる基本の修得を目指す．
⑦ さまざまな機能障害をもつ対象の，課題解決に向けた看護を計画・実践し，評価する基本的活動の修得を目指す．
⑧ 今後の学習に向けた自己の課題を明確にし，自律的な学習を進める素地を築く．

4）基礎看護学実習Ⅰの展開

実習期間：1年次，前期，6月中旬，15時間
実習場所：総合病院，地域施設（健診センター，学校保健室，企業内健康管理センター，福祉施設など）

（1）基礎看護学実習Ⅰの実習目的

地域社会において健康生活を支えている看護活動の場や医療施設における看護援助場面の見学や体験を通し，看護の機能・役割を理解するとともに看護の魅力を発見できる．

（2）基礎看護学実習Ⅰの実習目標

① 各施設の看護活動の場を理解し各施設の環境を知る．
② 各施設における看護活動の実際を知る．
③ 看護の魅力を発見すると同時に看護学を学ぶ動機を明確にする．
④ 基本的な実習態度を身につける．

（3）基礎看護学実習Ⅰの実習項目

・看護師が活動する場
・施設の特徴・システム・機能
・施設の各部門の特徴・システム・機能
・各部門の職種と看護師の連携
・施設内環境の特徴・工夫
・対象の立場と施設内環境の配慮・疑問
・看護活動の特徴・機能・役割
・看護師-対象（患者・利用者）とのコミュニケーションモデル
・学生-対象（患者・利用者）と看護師-対象とのコミュニケーションの違い
・測定・観察，日常生活援助

(おもにバイタルサイン測定・環境調整・姿勢体位・食事・排泄・清潔行動に関する援助)
・対象へ実施されている看護援助の意味
・看護の魅力
・看護学を学ぶ動機の明確化
・事前準備と学習への活用
・実習姿勢・態度形成・マナー
・グループダイナミクス
・カンファレンス（表Ⅱ-2）
・学習内容の共有
・今後への学習課題の明確化

(4) 実習開始前・中・終了後の動き，実習内容，実習方法

実習前

＜事前準備・事前学習＞
・実習オリエンテーション時に指定された記録用紙等の準備は整えておく．
・既習の学習内容を復習しておく．
・下記の内容をテキストや授業資料等で調べ確認しておく．
　　看護の役割と看護活動の種類
　　各施設における看護と活動内容
　　各施設で働く職種と活動内容
・各実習施設については，事前に場所，交通手段，特徴や機能，利用対象者などを資料で調べ確認しておく．
・実習中に確認および質問したい内容について準備する．

実習中

＜見学実習の視点＞
　各実習目標を達成するために，以下の視点で学習する．
●各施設オリエンテーションや見学，実習担当者への質問等を通して学ぶ．
・各施設の沿革，基本理念，方針，地域・機能的特徴，組織体系，職種
・各施設看護部門の方針，目標，体制
・各施設利用者状況（利用者数，在院日数，年齢，背景，利用目的，地域的特徴など）
・各施設の安全対策（感染および事故防止などシステムの確認）
・各施設の設備や構造とその機能
●利用者や患者の行動観察やコミュニケーションなどを通して学ぶ．
・利用者や患者の利用状況を観察する．
・利用者や患者とのコミュニケーションを通して，各施設の特徴や役割について学ぶ．
・施設の設備，構造等の見学を通して，利用者の立場から環境としての利点および欠点などについて考える．
●看護師の行動観察やインタビュー，臨地指導者・スタッフとともに看護援助の見学や体

表Ⅱ-2　カンファレンスの種類

種類	内容	備考
ショート・カンファレンス	行動計画の修正 受け持ち患者の情報や計画の確認・修正 1日の実習のまとめ，翌日の行動計画の確認など	毎日15～30分程度で実施 臨床指導者，看護師，教員，学生
テーマ・カンファレンス	実習上における特徴的な学びを中心に学習 インシデント・アクシデント発生時の振返りや共有など	テーマ設定(学生・教員) 資料の提示
ケース・カンファレンス	受け持ち患者の看護計画 援助実施に関する問題提起 受け持ち患者への看護計画の評価・修正，継続看護など	資料提示 グループ全員，問題解決の意識を持ち参加
最終カンファレンス	実習全体の振返り 実習目的・目標の達成状況の報告・今後の自己の課題報告	病棟責任者，指導者 教員，学生 資料提示

　カンファレンスは，臨地での体験の意味づけや学習の共有・促進をするための有効な手段となる．したがって，低学年次からカンファレンスの意義や意味を理解し，単なる反省会や報告会に終始するのではなく，効果的な学習につながるよう支援することが望ましい．
　できるだけ学生主体で運営できるようカンファレンスの要領などを用いて，模倣から始動し，学年を重ねるごとに発展的な討議となるよう支援していく．
※カンファレンスの要領と内容
　　カンファレンスとは
　　カンファレンスとミーティング
　　カンファレンスの種類
　　カンファレンスの方法
　　効果的なカンファレンス運営

　験を通して学ぶ．
・看護師の援助場面などを観察し，看護の魅力についての気づきを得る．
・臨地指導者やスタッフとともに援助を体験し，看護の魅力について気づきを得る．
・看護師へのインタビュー等を通して，各施設の看護の特徴や役割について考える．
●病棟内実習では，毎日カンファレンスを実施し，振り返りや学びを共有するとともに，翌日の実習目標を明確にする．
　1日目のカンファレンステーマ例：「病棟内環境で気づいたこと」「患者とのコミュニケーションにおける看護師と自分の違い」
　2日目のカンファレンステーマ例：「私が発見した看護の魅力と今後の課題」

◉実習後
●学内：基礎看護学実習Ⅰのまとめにおいて各実習施設での学びを共有する．
　看護者としてのコミュニケーション：プロセスレコードを用いた考察と自己傾向の認識
●課題レポート提出
　テーマ：『私が発見した看護の魅力と看護学を学ぶということ』

（5）実習記録

- 記録用紙の様式
    記録用紙1：実習計画・行動計画・本日の目標到達状況および学んだこと（地域施設用）
    記録用紙2： 〃 （病院用）
- 記録内容に求めるもの
    下記の内容について，気づきや考え，感じたことなど，初学者ゆえの感性を大切にしつつ，既習学習との照合による知識の定着化・意味づけの確認，今後の学習との関連が明確になるようできるだけ具体的に記述できることが望ましい．
- 地域実習施設実習における具体的な場面
- 病院実習施設オリエンテーション・病院内見学実習場面
- 患者が療養する生活の場としての環境に関すること
- 患者-看護師の具体的なコミュニケーション場面
- 患者-自分自身の具体的なコミュニケーション場面
- 看護師が患者に実施した援助場面の見学や一部実施場面
- 地域実習施設実習，病院施設実習を通して学んだこと
- 実習記録類に関する留意事項
    すべての実習記録類については，個人情報保護の観点から，責任をもって管理する．
- 実習記録表紙，実習記録用紙，評価表については，実習開始前に提示された学内指定用紙を使用する．
- 施設内記録用紙には記載しない．
- 実習記録類は，指定通りに提出票を添付して提出する．
- 課題レポートにもレポート提出票を添付して提出する．

（6）提出物

- 種類：実習記録，終了後レポート，評価表
- 提出方法，提出場所，提出時期：指定された通りに提出できる．

（7）基礎看護学実習：看護技術学習指標と到達レベル（後述，表Ⅱ-5参照）

（8）出欠管理

- チームリーダが出席をとり，担当教員へ報告

（9）実習展開上の留意点

① 初回の臨地実習であるため，学生のレディネスや実習の目的・目標，方法について各実習施設と綿密に打ち合わせを実施する．
② オリエンテーション時は，はじめての実習に対する不安や緊張に配慮しながら，実習は授業であることの動機づけを十分に行い，実習学習への意欲がもてる内容とす

る．
　③　実習施設においては，できるだけ学生の感性を大切にしながら，実習目的・目標に応じた場面への意図的な介入を指導者へも依頼しておく．
　④　とくに病棟実習では，毎日カンファレンスを実施し，日々の振り返りや学びを共有し，学習場面の意味づけや今後の課題を明確にし，翌日の実習や今後に反映できるよう指導する．
　⑤　実習終了後は，学内において学びを共有し，今後の学習への志向性を高められるようまとめを行う．

（10）評価内容・基準

●評価方法

　実習目標の達成度および実習への参加態度，実習記録類，実習終了後の課題レポートの内容，出席状況について自己評価・教員評価および助手・指導者からの情報提供も加味し，総合的に評価する．

●評価基準

　4（8，12）：自分ひとりの力で目標が達成できた．
　3（6，　9）：少しの指導を受け目標が達成できた．
　2（4，　6）：多くの指導を受け目標が達成できた．
　1（2，　3）：指導を受けても目標が達成できなかった．

5）基礎看護学実習Ⅱの展開

実習期間：1年次，後期，1月下旬から2月初旬，30時間
実習場所：総合病院（病棟）

（1）基礎看護学実習Ⅱの実習目的

　対象の日常生活に関する課題を把握し，必要な援助計画の立案，実施を通して看護を実践する者としての基礎が築ける．

（2）基礎看護学実習Ⅱの実習目標

　①　対象の療養環境について，生活者の視点から理解できる．
　②　看護の思考のプロセスに基づいて，受け持ち患者の日常生活に関する課題を把握し，援助計画の立案，実施，評価をすることの必要性がわかる．
　③　看護を実践する者として，基本的な実習態度を身につける．

（3）基礎看護学実習Ⅱの実習項目

・対象の生活スケジュールと生活リズム
・生活の場としての療養環境と工夫

- コミュニケーション時の環境調整
- 情報収集の手段としてのコミュニケーションと技法
- 看護者としての目的を踏まえた意図的なコミュニケーション
- 対象の状態を確認するための観察（症状・状態）・測定等からの情報収集
- 電子カルテ・カーデックス・看護師・他の医療従事者からの情報
- 対象の要望や障害のレベルに応じた日常生活援助の必要度の判断
- 必要度に応じた日常生活援助の選択と計画立案
- 計画実施の説明と同意
- 計画の実施と患者の反応および自己の振り返り
- 援助に対する患者の反応や気づきに関する記録と看護師への報告
- 計画の振り返りと修正および今後の課題
- カンファレンス
- 学習内容の共有
- 今後への課題
- 看護援助

　コミュニケーション，観察，測定（バイタルサイン測定　測定：身長・体重・腹囲等，症状・状態の観察），日常生活援助（環境整備，ベッド環境調整，体位・姿勢，移乗・移送，清潔，更衣，整容，食事，排泄）

看護援助実施する際の留意点

- 観察および援助を実施する際のベッド周囲の環境整備・作業域の確保
- 安全性・安楽性の確認・確保
- プライバシーの保護
- 援助の説明と同意
- 対象の障害レベルや状態に応じた援助実施の準備（物品・配置）
- 援助の実施前・中・後の対象の反応の確認
- 片付け（次回使用者への配慮，医療廃棄物の分別など）

　看護援助についてはすべて臨床指導者もしくは担当看護師とともに実施する．

（4）実習開始前・中・終了後の動き，実施内容，実施方法

実習前

＜事前学習・準備＞
- 1年次に履修する基礎看護学領域の科目についての復習．
- とくに学内演習で実施した看護技術は，原理原則に基づいて目的・根拠・手順等を十分に身につけておく．
- 受け持ち患者については，発達段階・課題，医学的診断に関する一般的な経過，治療などについて調べておく．
- 実習施設については，事前に場所，交通手段，特徴・機能等を調べておく．

実習中

- 実習1日目
- ・各施設へ集合
- ・病院オリエンテーション
- ・病棟への挨拶，病棟オリエンテーション
  実習目標1の視点を考慮して，オリエンテーションを聴く．
- ・受け持ち患者への挨拶，受け持ち患者より情報を得る．
- ・受け持ち患者の診療録やカーデックス等を確認し情報を整理する．
- ・臨地実習指導者，看護師など医療スタッフからも情報を得る．
- ・情報から，患者の日常生活に関する援助の必要性を考える．
  いくつもの必要性がある場合は，優先順位が高く，さらに学生自身も実施できる内容を考える（最低1つ）．
- ・受け持ち患者の援助が実施される場合には，参加する．
- ・患者の食事援助の必要性や与薬援助などを考慮したうえで，自分自身の昼食休憩をとる．
- ・休憩後も受け持ち患者の援助が実施される場合には，参加する．
- ・臨地実習指導者，受け持ち看護師と翌日実施する患者の日常生活援助（看護の方向性）の必要性および実施内容について調整する．
- ・カンファレンス
- ●テーマ：『1日を振り返って感じたこと，学んだこと，困ったこと』
- ・病棟，患者への挨拶．
- ・本日の記録，受け持ち患者について，援助技術記録用紙に得られた情報を整理し，日常生活援助の必要性についてアセスメントする．
- ・翌日実施する日常生活援助技術について再確認し援助計画立案．
- 実習2日目
- ・病棟・受け持ち患者へ挨拶（状況確認も含む）．
- ・病棟内申し送り，カンファレンス参加．
- ・環境整備（状況に応じて）
- ・臨地実習指導者および受け持ち看護師に実習目的・目標，行動計画発表，調整をする．
  学生は，自分ができることとできないことを確実に受け持ち看護師に伝え，できることについては，主体的に看護師とともに実施する．
- ・臨地実習指導者もしくは，受け持ち看護師と患者の観察・測定や日常生活援助の実施．
- ・臨地実習指導者や受け持ち看護師と本日の振り返りおよび翌日実施する患者の日常生活援助（看護の方向性）の必要性および実施内容について調整．
- ・カンファレンス
- ●テーマ：『日常生活援助を実施して，気づいたこと・学んだこと』
- ・病棟，患者への挨拶．
- 実習3日目
  2日目に実施したことの振り返りを反映させた実習目標とすること．

- スケジュールは2日目に準ずる．
- 最終カンファレンス
● テーマ：『3日間を通して，気づいたこと・学んだこと』
- 病棟，患者への挨拶．
- 実施した日常生活援助技術についての評価，修正し，今後の課題を明らかにする．

実習後

- 課題レポートの提出（A4レポート用紙2枚）
  テーマ：『実習を通して学んだこと・今後の自己の課題』

（5）実習記録

● 記録用紙の様式
  記録用紙1〜3
● 記録内容に求めるもの
  記録用紙1：実習計画・行動計画・本日の目標到達状況および学んだこと
  記録用紙2：情報整理
  記録用紙3：患者に必要な援助を情報や根拠に基づいて考える
● 実習記録類に関する留意事項
  すべての実習記録類については，個人情報保護の観点から，責任をもって管理する．
- 実習記録表紙，実習記録用紙，評価表については，実習開始前に提示された学内指定用紙を使用する．
- 施設内記録用紙には記載しない．
- 実習記録類は，指定通りに提出票を添付して提出する．
- 課題レポートにもレポート提出票を添付して提出する．

（6）提出物

- 種類：実習記録，終了後レポート，評価表
- 提出方法，提出場所，提出時期：指定された通りに提出する．

（7）基礎看護学実習：看護技術学習指標と到達レベル （後述，表Ⅱ-5 参照）

（8）出欠管理

チームリーダが出席をとり，担当教員へ報告

（9）実習展開上の留意点

① 初回の受け持ち患者実習であるため，学生のレディネスや実習の目的・目標，方法について各実習施設と綿密に打ち合わせのための合同会議を実施する．
② 受け持ち患者の選定条件はできる限り下記の内容とする．
  原則：日常生活援助が必要な患者1名を決定し実習を行う．

選定条件：
　　　　・状態が安定している．
　　　　・意思疎通が図れる．
　　　　・日常生活援助の必要性が高い．
　③　実習施設においては，できるだけ学生の患者に対する気づきや思いを尊重しながら，実習目的・目標に応じた場面への意図的な介入を指導者へも依頼しておく．
　④　毎日，当日の実習目標到達状況の確認および翌日の援助実施内容などを調整し，当日の実習終了後に取り組む学習内容が明確になるような助言を指導者へ依頼．
　⑤　とくに病棟実習では，毎日カンファレンスを実施し，日々の振り返りや学びを共有し，学習場面の意味づけや今後の課題を明確にし，翌日の実習や今後に反映できるよう指導する．
　　　　・カンファレンス要領に基づいて実施する．
　　　　・カンファレンスの運営は，学生が司会・書記を決め運営する．
　　　　・カンファレンスに必要な資料は，指定時間までに準備する．
　⑥　実習終了後は，学内において学びを共有し，今後の学習への志向性が高められるようまとめを行う．

(10) 評価内容・基準

●評価方法

　実習目標の達成度および実習への参加態度，実習記録類，実習終了後の課題レポートの内容，出席状況について自己評価・教員評価および助手・指導者からの情報提供も加味し，総合的に評価する．

●評価基準

　4（8，12）：自分ひとりの力で目標が達成できた．
　3（6，9）：少しの指導を受け目標が達成できた．
　2（4，6）：多くの指導を受け目標が達成できた．
　1（2，3）：指導を受けても目標が達成できなかった．
　基礎看護学実習Ⅰおよび Ⅱの総合評価で1単位の修得となる．

6）基礎看護学実習Ⅲの展開

実習期間：2年次，後期，12月初旬，90時間
実習場所：総合病院（病棟）

(1) 基礎看護学実習Ⅲの実習目的

　さまざまな機能障害をもつ対象の健康・生活上の課題を把握し，看護過程を通して健康回復のために必要な看護の方法を学ぶ．

（2）基礎看護学実習Ⅲの実習目標

① さまざまな機能障害をもつ対象の健康・生活上の課題を把握し，看護過程を通して看護を実践することができる．
② 科学的根拠に基づいた看護技術を，患者の安全・安楽を確保して実施できる．
③ 実施した援助の内容および結果について，記録できる．
④ 看護チームメンバーへの報告ができる．
⑤ 実習グループメンバーのなかで，メンバーシップが発揮できる．

（3）基礎看護学実習Ⅲの実習項目

・自律的な探索・観察学習からの気づき・確認・発展（療養環境や看護活動場面）
・既習の方法・手段を用いた系統的情報収集
・対象の障害レベル・治療等による日常生活等に関する顕在・潜在課題の明確化
・必要な観察内容，援助内容・方法の選択
・看護計画の立案
・期待される成果（目標）の設定
・看護計画の実施・評価
・今後の課題
・感染予防・環境安全・精神面に配慮した技術の提供
・対象の障害レベル・治療・状態に応じた安楽の工夫
・対象の反応に応じた計画の変更や工夫
・課題解決に向けた振り返り
・経時的実施内容・患者の状態・反応や成果について整理された記録・報告
・時宜を得た報告と情報の共有
・リーダシップ，メンバーシップ
・グループダイナミクスの発展

（4）実習開始前・中・終了後および帰校日の動き，実施内容，実施方法

実習前

＜事前学習＞
・とくに1・2年次に履修した基礎看護学領域内容について復習
・1・2年次に履修した他科目との関連性についても意識して復習
・とくに学内演習で実施した看護技術は，原理原則に基づいて目的・根拠・手順等を十分に身につけておく．
・実習施設については，事前に場所，交通手段，特徴・機能等を調べておく．
・病棟内探索に向けて，確認したい内容等の準備

> 実習中

●実習1日目
・病院オリエンテーション
・病棟へ挨拶
・病棟内探索
・病棟内探索後,学生参加型病棟オリエンテーション[注1).
・提示された受け持ち可能な患者の情報検索.
・受け持ち患者の決定.
・受け持ちたい理由と受け持ち後の抱負について発表.
・受け持ち患者への挨拶(病棟師長 or 主任 or 指導者と一緒に)
・翌日の調整
　帰宅後学習:受け持ち患者の発達段階・課題,医学的診断に関する一般的な経過治療など.
●実習2日目以降:表Ⅱ-3,4参照
・病棟へ挨拶 ⇒ 手洗い ⇒ 受け持ち患者へ挨拶〔昨夜の状態など情報収集〕
・学生担当看護師に,本日の実習目標・行動計画の発表し,時間等調整.
・必要時,目標・計画の修正を行う.
・受け持ち患者に関する情報収集開始(本人⇒カルテ,看護師など).
・2日目以降は,自分自身の具体的行動計画および看護計画に基づき看護師とともに看護援助の実施.
・病棟チームカンファレンスへ参加:受け持ち患者の情報確認や看護師への相談.
　　学生担当看護師に本日の実習目標・行動計画の到達状況を報告し,翌日の実習目標および行動計画内容の調整.
・帰宅後,学習する内容を必ず明確にして終了.
・受け持ち患者への挨拶.
・当日の学習について記録およびカンファレンス.
・病棟へ挨拶.

> 実習後

　レポート:受け持ち患者の看護実践を通して考える看護とは何か,私の今後の学習課題は何か.
・受け持ちケースを通して実施した看護の妥当性や自己の看護観の基盤となる内容についてまとめる.
・自己の今後の学習上の課題を明確にする.

> 帰校日

　1週目:水曜日午後……受け持ち患者から得られた情報整理・分析等

注1) 学生参加型病棟オリエンテーション
　学生が病棟内探索で療養環境や病棟や入院患者の特徴,看護師の活動などに関する気づきや疑問をプレゼンテーションする.指導者は,学生のプレゼンテーション内容に基づき,回答やオリエンテーションの追加内容を提示する.また,学生が受け持ち可能な患者の提示.

表Ⅱ-3　基礎看護学実習Ⅲのスケジュールと学習ポイント

	1 週 目		2 週 目
月	・施設オリエンテーション ・病棟内探索 ・学生参加型病棟オリエンテーション ・受け持ち患者の決定，患者紹介 ・翌日の行動計画の立案	月	・看護計画に基づいて看護師とともに受け持ち患者の看護援助実施 ・翌日の行動計画の立案
火	・系統的情報収集 ・病棟の看護師と共に，受け持ち患者の看護援助に参加 ・翌日の行動計画の立案	火	・看護計画に基づいて看護師とともに受け持ち患者の看護援助実施 ・翌日の行動計画の立案
水	・行動計画に基づいて看護師とともに受け持ち患者の看護援助に参加 ・収集した情報を関連づけて，アセスメント看護問題の抽出 ・翌日の行動計画の立案 ＊学内での自己学習（午後）	水	・立案した看護計画に基づいて，看護の実施・評価・修正を行う ・翌日の行動計画の立案
木	・行動計画に基づいて看護師とともに受け持ち患者の看護援助に参加 ・収集した情報を関連づけて，アセスメント看護問題の抽出 ・翌日の行動計画の立案	木	・立案した看護計画に基づいて，看護の実施・評価・修正を行う ・最終カンファレンス テーマ：『受け持ち患者の看護を通して学んだこと・今後の私の学習課題』
金	・日常生活行動を中心に受け持ち患者に必要な看護援助の抽出 ・カンファレンス 　全体像の把握，看護計画立案に向けて ＊学内での自己学習（午後） 　翌週に向けて，患者への看護の方向性など	金	・学内でのまとめ

　　　　　　金曜日午後……翌週に向け患者の課題解決の方向性，計画立案
　2週目：金曜日（1日）……基礎看護学実習Ⅲにおける学びの共有
　　　　　　　　　　　　実習記録整理，課題レポートの作成　等

（5）実習記録

● 記録用紙の様式
　実習記録用紙1〜4
● 記録内容に求めるもの
　実習記録用紙1：実習計画・行動計画・本日の目標到達状況および学んだこと
　実習記録用紙2：アセスメント用紙
　実習記録用紙3：看護問題リスト　関連図
　実習記録用紙4：看護計画用紙

表Ⅱ-4 基礎看護学実習Ⅲにおける学生・臨地実習指導者・教員の活動内容

	活動内容		
	学生	臨地実習指導者	教員
実習前	実習準備 ・資料，記録用紙 ・体調を整える 事前学習 ・提示内容の学習	学生受け入れ準備 打ち合わせ，調整 ・実習目的，目標の確認，把握 ・学生のレディネスに応じた受け持ち患者の選択 （同意，承諾） （学習の到達状況，学習上の課題など） 学生へのオリエンテーション準備 病棟準備（環境，物品など）	学生レディネスの把握 実習指導案作成 学生へのオリエンテーション 実習準備状況の確認 学生の学習ニーズの確認・把握
実習中	学習目的，目標，学習方法に沿って実習 〔1週目〕 病棟探索 受け持ち患者決定 受け持ち患者の把握 ・情報収集，アセスメント ・看護問題明確化・目標設定 ・計画立案・カンファレンス 〔2週目〕 看護過程展開 ・目標設定，計画立案 　実施，評価，修正 ・1週目の自己の学習状況に応じて展開 ・カンファレンス（まとめ） 〔全体〕 ・自己の学習上の課題達成にむけてリソース（指導者，教員，関係者など）を活用した学習展開	学習環境の調整 施設オリエンテーション 病棟オリエンテーション ・各病棟の目標，看護の特徴 ・週の流れ・病棟内場所，物品設置場所・留意事項 ・学生指導体制 ・受け持ち可能患者提示 ・患者紹介 ・学生の実習目標，行動計画の確認・調整・実施，到達状況の確認．翌日の看護援助について調整 学生の学習上の課題の確認，指導，調整 カンファレンス ・学生の気づきや学びから，さらに学習内容拡大に向けて意味づけや示唆 ・受け持ち患者への看護の方向性を含む学習内容の確認・指導 ・看護への志向性拡大に向けての示唆 ・学習到達状況確認 　必要時，臨床講義（医師・看護師）	・受け持ち患者学習可能事項確認 ・学生の学習行動目標，計画の確認，指導，調整，到達状況の確認
実習後	教員と到達状況面接 ・学習の到達状況確認および自己課題の明確化 ・次回実習にむけての準備	実習指導内容振り返り 学生の学習到達状況の確認 次回実習に向けての準備	学生と到達状況の確認 学習の到達状況確認および学生の継続課題の明確化

● 実習記録類に関する留意事項

　すべての実習記録類については，個人情報保護の観点から，責任をもって管理する．

・実習記録用紙1については，受け持ち患者への看護実践のプロセスが明確になるよう，各自の責任でファイルをする．
・実習記録2～4について，看護過程の展開のプロセスがいつでも確認できるよう，セットにしてファイルをする．
・実習記録類については，常に実習病棟に持参しておくこと．提出が求められたときは速やかに提示できるようにする．
・実習記録表紙，実習記録用紙，評価表については，実習開始前に提示された学内指定用紙を使用する．
・実習記録類は，指定通りに提出票を添付して提出する．
・課題レポートも指定通りに提出する．
●課題レポート提出要領
・A4の用紙4～5枚程度に記載する．
・レポートの構成要素（例）
　①受け持ち患者の概要，②看護問題，③実施した看護内容と結果，④考察，⑤私の考える「看護とは」，⑥今後の学習課題

（6）提出物

・種類：実習記録，終了後レポート，評価表
・提出方法，提出場所，提出時期：指定された通りに提出する．

（7）基礎看護学実習：看護技術学習指標と到達レベル（後述，表Ⅱ-5 参照）

（8）出欠管理

チームリーダが出席をとり，担当教員へ報告する．

（9）実習展開上の留意点

3年次の各領域実習や統合実習に向けた基盤となる実習である．
既習学習の活用や明確になっている自己課題の到達および新たな課題設定に向けた意欲的学習となるよう支援する．
① 実習前に学内での履修状況や学生のレディネス，実習の目的・目標，方法について各実習施設と綿密に打ち合わせのための合同会議を実施する．
② 受け持ち患者の選定条件はできる限り下記の内容とする．
　選定条件：
　・状態が安定している．
　・できるだけ意思の疎通が図れる．
　・比較的患者の課題がみえやすい（例：日常生活援助の必要性が高いなど）．
③ 実習施設においては，できるだけ学生の気づきや発見などを尊重しながら，必要かつ再現性の図れない内容については，助言をもらえるよう依頼しておく．また，実

習目的・目標に応じた場面への意図的な介入を指導者へも依頼しておく．
④ 学生の学習が促進する機会として，受け持ち患者の病態や治療・看護について医師や看護師による臨床講義（短時間）を提供してもらえるよう指導者と調整・依頼．
⑤ 毎日当日の実習目標到達状況の確認および翌日の援助実施内容などを調整し，当日の実習終了後に取り組む学習内容が明確になるような助言を指導者へ依頼．
⑥ 毎日ショートカンファレンスを実施し，日々の振り返りや学びを共有し，学習場面の意味づけや今後の課題を明確にし，翌日の実習や今後に反映できるよう指導する．
⑦ 実習終了後は，学内において学びを共有し，今後の学習への志向性が高められるようまとめを行う．

(10) 評価内容・基準

●評価方法

実習目標の達成度および実習への参加態度，実習記録類，実習終了後の課題レポートの内容，出席状況について自己評価・教員評価および助手・指導者からの情報提供も加味し，総合的に評価する．

●評価基準

4（8，12）：自分ひとりの力で目標が達成できた．
3（6，9）：少しの指導を受け目標が達成できた．
2（4，6）：多くの指導を受け目標が達成できた．
1（2，3）：指導を受けても目標が達成できなかった．

表Ⅱ-5 基礎看護学実習：看護技術学習指標と到達レベル

	学習指標	Ⅰ	Ⅱ	Ⅲ
1	対象者に対する技術適用の意義と必要性について述べられる	△	○	◎
2	実施する技術の目的，必要性について述べられる	△	○	◎
3	対象者の個別性に応じた方法が選択できる	△	○	◎
4	対象者へ技術施行の目的，必要性について説明できる	△	○	◎
5	実施する技術について，安全確保に関する留意点が述べられる	△	○	◎
6	準備・施行・後始末の各段階と基本的な法則性に基づいて正確に実施できる	△	○	◎
7	実施する技術全過程において，プライバシーを考慮した技術が実施できる	△	○	◎
8	対象者の反応を観て，実施した技術の振返り，次回実施への課題が記録できる	△	○	◎
9	実施内容について，報告の時期，相手を選択して実行できる	△	○	◎
10	必要に応じ，家族の意思や心情を考慮できる	△	○	◎

△：気づくことができる
○：考えて一部実施することができる（指導者・教員・看護師の支援を受けて）
◎：努力してチャレンジすることができる（〃）

7）基礎看護学実習：看護技術学習指標と到達レベル

　臨地における看護技術については，昨今の状況から実施できる範囲や場面の制限はあるが，できるだけ看護師とともに実施できるよう実習施設・指導者と綿密に調整する．

　学生には，学習指標（表Ⅱ-5）を学内練習や援助計画の実施時に活用するよう指導する．また，指導者にも提示し，実習中の学生指導への活用を促す．

　看護技術体験内容は，「看護全般に共通する技術」「日常生活援助に関する技術」「診療の介助等に関する技術」として（表Ⅱ-6）に示す．

　「看護全般に共通する技術」「日常生活援助に関する技術」については，見学を経て看護師とともに実施を体験できることを目指す．「診療の介助等に関する技術」は，対象の身体レベルへの侵襲を伴う技術のため，技術の体験は「指導者とともに準備」までとする．

参考文献
1）共立女子短期大学看護学科：臨地実習要項，基礎看護学実習Ⅰ・Ⅱ，2011．
2）看護基礎教育の充実に関する検討会報告書．厚生労働省，2007.4.16．
3）看護教育の内容と方法に関する検討会報告書．厚生労働省，2011.2.28．
4）大学における看護実践野力の育成の充実に向けて，看護学教育の在り方に関する検討会報告．文部科学省，2002.3.26．

表Ⅱ-6 看護技術体験表

看護全般に共通する技術			見学	指導者と実施	日常生活援助に関する技術	
人間関係援助技術	1) 患者との対人関係				環境調整援助技術	1) 療養生活環境の調整
	2) 家族・外来者との対人関係					2) 療養生活環境の整備
安全援助技術	1) 感染予防（スタンダードプリコーション）	①手洗い				3) ベッドメイキング
		②ガウンテクニック				4) 臥床患者のシーツ交換
		③滅菌物の取り扱い			姿勢・体位援助技術	1) 臥位から座位とその関連
		④個室隔離				2) ベッドからの離床とその
		⑤医療廃棄物の処理				3) 必要な体位変換と良肢位
		⑥汚物の取り扱い				4) 車椅子への移乗・移送
	2) 安全の保持	①転倒・転落防止				5) ストレッチャーへの移乗
		②患者の確認行為				6) 歩行介助（点滴台，歩行
観察・測定援助技術	1) 対象に応じた全身状態の観察（症状等）				睡眠休息援助技術	1) 睡眠のための環境整備
	2) 測定技術	①身体の計測				2) 罨法（冷罨法）
		・身長				3) 罨法（温罨法）
		・体重				4) リラクゼーション（マッ
		・腹囲測定			食事援助技術	1) 食事の準備
		・胸囲測定				2) 食事摂取援助・経口的摂取
		・その他				3) 経管栄養準備・援助・管理
		②生体情報の測定			清潔・更衣援助技術	1) 整容（身だしなみを整える）
		・体温				2) 歯磨き
		・呼吸				3) 義歯の手入れ
		・血圧測定				4) 含嗽
		・脈拍，心拍数の測定				5) 全身清拭
		・呼吸音聴取				6) 部分清拭
		・腹部音聴取				7) 洗髪
		・心音聴取				8) 足浴
		・意識レベルの確認				9) 手浴
		・CVP測定				10) 入浴・シャワー介助
		③尿比重測定				11) 陰部・肛門部洗浄
		④心電図モニター				12) 衣服の着脱・交換
		⑤パルスオキシメータ			排泄援助技術	1) 床上排泄援助（尿器使用）
		⑥その他				2) 床上排泄援助（便器使用）
						3) ポータブルトイレ使用に
						4) オムツ交換
						5) 排泄異常時の対応

II 臨地実習各論編

	見学	指導者と実施		診療の介助等に関する技術			見学	指導者と準備
			救急援助技術	1）気道確保（気管内挿管含む）				
				2）人工呼吸（人工呼吸器の管理含む）				
				3）心マッサージ（カウンターショック）				
				4）救急カート管理（蘇生板含む）				
行動			与薬援助技術	1）注射以外の与薬		①経口与薬		
関連行動						②舌下錠与薬		
保持						③坐薬		
						④軟膏塗布・湿布剤		
・移送						⑤点眼		
器具など使用を含む）						⑥点鼻・点耳		
				2）注射		①皮内注射の準備		
						②皮下注射の準備		
						③筋肉注射の準備		
サージなど）						④静脈内注射の準備		
						⑤輸液時の準備・管理		
				3）薬品管理		①水薬・坐薬		
						②劇薬		
						③毒薬		
			診療・検査時の援助技術	1）診察時の介助				
				2）診察後の患者への対応				
				3）検体採取		①検尿		
						②検便		
						③痰採取		
						④採血		
				4）検査結果の入手・解読と対応				
			手術療法時の援助技術	1）手術前の処置（カッティングなど）				
				2）手術後の看護（術後ベッド作成など）				
				3）術後の挿入チューブ類の管理				
				4）手術創のケア				
			治療・処置援助技術	1）褥瘡のケア				
				2）皮膚・創傷の処置（無菌操作含む）				
よる排泄援助				3）吸入療法・ネブライザー				
				4）酸素療法・酸素吸入（酸素ボンベ残量確認含む）				
①摘便				5）気管内吸引				
②浣腸			終末期の看護	1）臨終を迎える人の家族への援助				
③導尿				2）ご遺体への対応（死後の処置）				
④留置カテーテル挿入中の管理								
⑤その他（ストーマ管理など）								

2 専門分野Ⅱ

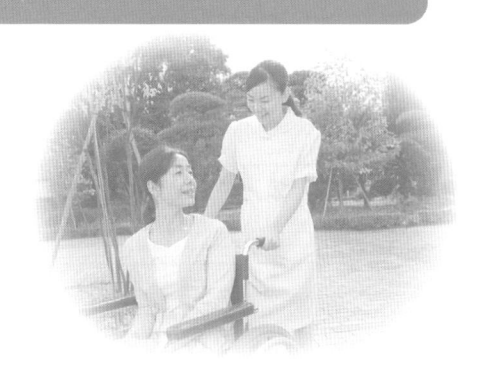

1 成人看護学

表Ⅱ-7 成人看護学実習科目構成

専門分野Ⅱ実習	単位数	学年	前期/後期
成人看護学実習Ⅰ	2	2	後期
成人看護学実習Ⅱ	2	3	前期
成人看護学実習Ⅲ	2	3	後期

1) 臨地実習の目的・目標

(1) 看護基礎教育における臨地実習の目的・目標

　実習目的は,「看護学臨地実習においてあらゆる発達段階・健康レベルにある看護の対象に, 学内で学んだ知識, 技術, 態度を統合・実践することを通して, 看護の基礎的能力を養うとともに, 看護の本質を考える姿勢を養う」としている. 実習目標(実習要項―総論―より引用)は以下の通りである.
　① 看護の対象を理解する.
　② 看護の対象に応じた看護過程(アセスメント・計画・実践・評価)を展開できる.
　③ 看護チームの一員としての役割と責任を理解できる.

④ 看護の対象の多様なニーズを充足し,自立への援助を通して,看護の本質を考えることができる.
⑤ 社会の一員として,看護学実習を通して自己成長できる.

(2) 臨地実習の考え方

　教育の目的は一言で表現するならば多くの教育機関において「地域貢献」にあるといえよう.本学もそれは同様で,看護学科の教育目的は「心のあたたかい有能な看護師」を養成し,地域医療に寄与することであり,看護実践力の基礎的能力を身につけた看護師養成にある.

　本学看護学科は2007年4月に開設した学科である.短期大学建学の精神である「愛」の下に,本学科の教育理念は「高い倫理観と看護観,並びに判断力と看護実践能力とを身につけた,心のあたたかい有能な看護師を養成し,以って社会への貢献を目指すものである」[1]としている.その後のカリキュラム改正においては本理念を踏襲し,これまで以上に臨場感のある教育方法,教育内容を準備し看護実践者の育成を図ることを目指し,人間として,専門職業人として,自己成長していく力を養う[2]ことを願いとした.

　基礎教育の学習者の多くは青年期にある.臨地実習において,彼らのアンドラゴジーの成熟を促し,学習者自身が人間として主体的に学んでいき,その成長・変容を確かなものにできたらと考える.したがって,臨地実習では人間形成と看護実践能力の育成を目指し,カリキュラム構築に特色をもたせるとともに,主体的に学習できる学習環境の準備と充実を心がけた.

　カリキュラム構築における特色では,成人看護学実習では,それぞれの治療過程にある対象に看護を提供することを通して,既習の知識,技術,態度の統合を図ることが目的である.したがって学習者がレディネスを整えて臨地実習に臨めるように,豊富な選択科目の設定などカリキュラム構築に特色[3]をもたせた.また学習者が主体的に学習できる環境の充実を図るように努め,実習室および図書館の教材・模型,図書の充実や実習施設との連携を密にすることを心がけている.

(3) 専門分野Ⅱ,成人看護学の実習目的

　実習目的:成人期にあるあらゆる健康レベルの看護の対象を受け持ち,学内で学んだ知識,技術,態度を統合・実践することを通して,看護の基礎的能力を養うとともに,看護の本質を考える姿勢を養う.

　今回のカリキュラムでは,成人看護学実習の履修単位がこれまでよりも2単位減少し6単位になった.しかし,臨地実習全体では成人看護学の履修単位数はもっとも多い.そこで,3科目構成(1科目2単位)とした.また,「成人看護学実習Ⅰ」の実習を2年次後期に履修することにし,早期に臨床現場を知って学習の動機づけができるように構築した.また,2年次前期に「基礎看護学実習Ⅱ」(2単位)を設定し,その教科目と関連性をもちながら履修できるようにした.すなわち,「基礎看護学実習Ⅱ」ではおもに看護過程の展開について学習し,「成人看護学実習Ⅰ」の実習を履修することにより,看護過程展開技

術の理解がより深まることをねらいにしている．

また，成人看護学実習においては，急性期および回復期にある患者の看護，周手術期にある患者の看護，慢性期および終末期にある患者の看護を臨地実習において学習することになる．よって，成人看護学実習における実習目標は後述のようにしている．

（4）成人看護学実習Ⅰ・Ⅱ・Ⅲにおける実習目的[4]

実習科目およびそれぞれの実習目的および学習内容は，実習要項およびシラバスより引用し紹介する．

① 「成人看護学実習Ⅰ」　実習目的：成人期にある人の特徴を理解し，健康増進・維持管理・健康障害から回復への援助を学ぶ．また，健康障害をもつ成人期にある患者を受け持ち，対象の理解，コミュニケーションについて学ぶ（10年度シラバス）．
② 「成人看護学実習Ⅱ」　実習目的：健康障害をきたした急性期（周手術期），回復期にある成人期の人およびその家族を看護の対象とし，対象に必要な看護技術を学ぶ．
③ 「成人看護学実習Ⅲ」　実習目的：成人期で慢性疾患をもつ対象の発達段階・健康障害，診断治療に応じた看護過程の展開を通し，適切な援助を学ぶ．また，慢性疾患をもつ対象のセルフケアや生活を尊重した支援を理解する．

（5）実習目標

実習教科目のそれぞれの実習目標とそれらの個別行動目標（ねらい）を設定している．看護学実習Ⅰの実習目標と個別行動目標[5]を表Ⅱ-8に示す．

成人看護学実習においては，看護の対象の成人期における特性，あらゆる健康レベルにある健康問題を理解し，その解決（回復）に向けて健康支援する能力が求められる．これらの能力の1つである対象の特性を理解するには，たとえば，ハヴィガーストの発達段階やエリクソンの発達課題などの理論を活用できることが必須となる．またその健康支援の思考過程では，たとえばヘンダーソンやゴードン，その他さまざまな看護理論を活用し看護援助の必要性をアセスメントすることになる．その理論をたとえばヘンダーソンの看護理論を活用したとするならば，「常在条件と病理状態及び基本的欲求の関連性とニード未充足部分について，患者の体力，意思力と知識の程度および本人の問題解決能力をアセスメント」[6]できる能力といえる．これらを「基礎看護学実習Ⅱ」（看護過程実習）と関連づけて学習することは，学習の順序性を踏まえており重要であると考える．

また，看護技術提供では各看護技術の原理・原則およびエビデンスに基づいた安全・安楽・安心を保障した技術提供ができることが求められる．したがって，学習者は個別行動目標達成に向けて実習展開することにより，臨地実習での体験学習を通して統合して，これらの看護実践能力の理解が深まっていくように実習目標を設定している．

なお，成人看護学実習ⅡおよびⅢの実習目標は表Ⅱ-9[7]に示した．

表Ⅱ-8　成人看護学実習Ⅰの実習目標および個別行動目標（成人看護学実習要項より引用）

実習科目	実習目標	個別行動目標（ねらい）
成人看護学実習Ⅰ	目標1： 対象の多様なニーズがわかる	対象の発達課題を考えることができる 健康障害が対象に及ぼす影響を考えることができる 対象の心理状態を考え適切に接することができる 意図的コミュニケーションの必要性が理解できる
	目標2： 対象の身体的健康障害がわかる	対象が病む疾患と健康レベルを理解できる 対象がもつ疾患に関連した症状が理解できる 対象がもつ疾患に関連した症状が観察できる 健康障害による身体的苦痛や不自由さが理解できる 対象が受けている検査・治療の必要性が理解できる 対象が受けている検査・治療の内容がわかる
	目標3： 対象に応じた看護過程が展開できる	情報収集が適切にできる 得られた情報をアセスメントできる 情報の整理・統合ができる 対象のもつ看護問題が抽出できる 対象の健康回復に向けた援助を考えることができる 看護評価の意味と必要性を理解できる
	目標4： 医療チームの一員としてその役割と責任が理解できる	挨拶ができ適切な行動と言葉遣いができる 他者からの評価を素直に受け入れられる 連絡・相談・報告ができる 時間と規則を守ることができる

表Ⅱ-9　成人看護学実習Ⅱ・Ⅲの実習目標（2011年度シラバスより引用）

実習教科目	実習目標
成人看護学実習Ⅱ	1. 周手術期にある看護の対象の特徴を身体的・精神的・社会的側面から理解できる 2. 対象のもつ複数の看護問題に着目した看護が展開できる 3. 看護チームのなかでそれぞれが果たす役割が理解できる 4. 看護の対象を通して自己の看護観を深める学習ができる
成人看護学実習Ⅲ	1. 成人期で慢性疾患をもつ看護の対象を身体的・精神的・社会的側面から理解できる 2. 検査・治療を受ける対象に適切な援助ができる 3. 慢性疾患をもつ対象の生活を尊重し，セルフケアの支援ができる 4. 医療チームの一員としての役割や責任を理解できる

2）実習項目

　成人看護学実習で実習する項目は，たとえば「成人看護学実習Ⅱ」においては，クリティカルな状態にある患者のバイタルサインの測定や検査時の看護（採血・採尿他），輸液ラインの管理や輸液中の体位変換・寝衣交換などである．また，緩和ケアにおける与薬の観

表Ⅱ-10 実習項目　　　　　　　　　　　詳細は「技術チェックリスト」に盛り込まれている

実習科目	技術の種類	おもな実習項目（含見学）
成人看護学実習 Ⅰ・Ⅱ・Ⅲ共通	環境調整技術 食事の援助技術 排泄援助の技術 活動・急速援助の技術 清潔・衣生活援助 呼吸・循環を整える技術 褥瘡管理技術 与薬技術 救命・救急処置技術 症状・生体機能管理技術 感染予防の技術 安全管理の技術 安楽確保の技術 コミュニケーションの技術	クリティカルな状態にある患者のバイタルサインの測定 検査時の看護（採血・採尿他） 抑制 罨法 酸素療法 吸入療法 気管内吸引 輸液ラインの管理 輸液中の体位変換・寝衣交換 輸液中の清潔へのケア 心電図12誘導測定 ドレーンの管理 経管栄養法 血糖測定 自己インスリン注射 救急蘇生法 トリアージ 緩和ケアにおける与薬の観察 慢性期にある患者のアドヒアランスを踏まえた生活指導 その他

察や慢性期にある患者のアドヒアランスを踏まえた生活指導などである．それらのおもな実習項目を**表Ⅱ-10**に示した．

また，本学科では「技術チェックリスト」[8]を使用して実習している．「技術チェックリスト」に盛り込まれた実習項目は，「環境調整技術」「食事援助の援助技術」のほか，14種類に分類されており，そのすべての技術項目が実習項目である．

基礎看護教育において何を実習項目とするか，また，各看護学領域実習において看護技術の各実習項目にどのように力点をもたせるか．それは卒業直後の看護師の能力と臨床で求められる能力の乖離を防ぎ，臨地実習における看護実践能力の強化を図るうえでも重要であろう．「技術チェックリスト」は，2003年に出された「看護基礎教育における技術教育のあり方に関する検討会報告」が示した「技術水準」[9]を視点に作成したものである．

全領域の臨地実習では，「技術チェックリスト」を3年間継続して使用する方法をとっている．それには2つのメリットがある．

その1つは，看護技術項目における各自の学習経過が一目にして把握できる点である．それにより，臨地実習における学生の安全教育，指導場面での学生のレディネス把握に役立つ．また，3年次履修の「看護技術の統合」科目においては，それまでの臨地実習における既習あるいは未経験技術項目を確認し，それを踏まえて学内演習を組み立てることにより，看護技術教育の強化と統合を図ることに役立つ．

もう1つのメリットとしては，卒業時の到達度を把握し，それを就職施設に各自が提示することにより，基礎教育と卒業後教育に有機的関連をもち卒後教育に役立つ資料になることである．

3）臨地実習の展開

以下，看護学科開設時に構築し，展開・修正した内容を紹介する．なお，これらは成人看護学領域の実習のみではなく，各看護学領域実習で応用展開している内容である．

（1）実習開始前の準備

効果的な臨地実習にするために必要な準備は，実習施設との調整，学生のレディネスを整えるための準備，そして，実習担当教員の準備が挙げられる．

①実習場との調整会議

実習調整会議は学生ガイダンス前に設ける．とくに前年度の実習評価会議で出た課題事項や学生の到達度を踏まえて，実習施設ごとに調整会議をもつとよい．その際，実習施設概要の確認と学習可能な患者情報を取得しておく．そして，実習施設と事前に十分に打ち合わせをしておくことにより，効果的な実習展開になる．

調整会議における具体的調整事項を以下に示す．

- 当該実習についての実習目標や実習のねらいおよび具体的な実習内容の調整と確認（資料：実習要項—総論・各論）
- 実習施設の概要や受け持ち患者情報の聴取
- 実習指導における指導者と教員の役割の確認
- その他

②学生の準備

- 実習施設概要の説明（資料提示）
- おもに受け持つことが予測される器官系の疾患名や，診断のためにおもに行われる検査や治療に関する情報の案内
- 自己学習内容の提示
- 実習で体験する技術の説明
- 実習室開放案内と演習室利用予約を受け，指導担当教員の調整
- 「技術チェックリスト」の記載状況の確認と指導
- その他

③実習担当教員の準備：臨床研修

- 実習担当教員は自分の看護師としてのスキル向上を目的に実習施設で臨床研修をしておく．
- 臨床研修を受けることにより，施設の概要把握がなされ，また病棟関係者とのコミュニケーションが図られ，結果的に実習指導の学習効果を上げることに繋がる．

表Ⅱ-11 実習ガイダンス

ガイダンスの種類（場所）	ガイダンス内容
第1回ガイダンス（学内）	実習要項（総論）ガイダンス内容 　看護学科教育理念および教育目標 　カリキュラムの概要 　実習の位置づけ 　単位認定と成績評価 　実習における倫理的配慮 　実習においての注意事項（実習の心構え・臨む態度） 　感染予防に関すること（感染症抗体価検査結果と予防接種情報記載用紙の説明） 　事故発生時の対応 　災害発生時の対応 　実習指導者と教員の役割 　ヒヤリ・ハットについて（記載する目的，記載方法） 当該実習要項（各論）ガイダンス内容 　実習目的・目標 　実習単位および実習時間 　実習方法 　実習施設および学生配置 　実習単位認定 　実習評価に関する事項と自己学習内容の提示・準備 　記録提出に関すること 　実習欠席や緊急時の連絡方法 　実習施設の概要（患者情報・施設の週課等）
第2回 直前ガイダンス（学内）	自己学習の確認 健康保険証，感染症抗体価用紙の記載確認および健康チェック ロッカーキーの配布，初日の集合場所等
第3回ガイダンス（実習病棟）	病棟の概要 組織および看護体制 看護方針および看護基準・看護手順の説明 緊急時や災害発生時の対応等

（2）実習の開始・中・終了の動き

実習開始前

　実習開始前の準備は実習における学習効果を最大にするためにきわめて重要である．具体的には，学生への実習ガイダンスおよびカンファレンスに関する準備，指導体制の調整がある．

①実習ガイダンス

　3回に分けて実施する．その時期およびガイダンス内容を表Ⅱ-11に示した．

　第1回ガイダンスの目的は，実習の動機づけと実習準備である．時期はほぼ実習1カ月前に行う．

表Ⅱ-12 カンファレンスの形態・学習内容など

形態	時期・方法など	内容（テーマ）	参加者（備考）
日々のカンファレンス	・毎日実施 ・時間は30分程度 ・場所：病棟カンファレンスルーム	・1日の振り返り ・気がついたことや学びの発表 ・翌日の行動計画 ・患者の看護過程（全体像・問題リスト・ケア計画）の発表・意見交換および問題解決	学生 実習指導者 担当教員
まとめのカンファレンス	・実習最終日に実施 ・時間は45分程度 ・場所：会議室など	・実習での学び ・実習目標の到達度 ・実習施設（病棟）への希望など	学生 実習指導者 担当教員 病棟師長 （担当教員ごとに2グループ一緒の場合もある）
全体カンファレンス	・実習終了後 ・時間：2時間程度 ・場所：学内	・実習到達度の確認 ・看護観など学びの共有 ・看護過程のまとめ ・実習評価面接	学生 実習担当教員 実習単位認定教員 ・学生は当日朝までに発表内容を準備する ・参加者分を資料準備する

　第2回ガイダンスは実習直前に実施し，その目的は，実習の準備状態の確認と必要時の追加アドバイスである．

　第3回は実習施設（病棟）において実習初日に実施する．

②カンファレンス

　実習においてはその目的によりカンファレンスが設定される．学生は学習上の問題がカンファレンスにより整理・検討される．また，実習の調整や総括ができるとともに学習者間の学びの共有となる．

　司会・進行と書記は学生が輪番制で行う．担当教員は，進行方法やテーマなど学生のレディネスにより指導し，効果的なカンファレンスになるようにする．それによりグループ学習の効果が上がり，ひいては医療チームの一員としての認識ととるべき行動を育成することができる．カンファレンスの具体的方法等を表Ⅱ-12に示した．

③実習指導体制

　年度初めに実習施設に出向き，実習指導者連絡会議を実施する．その会議では年間の会議予定や指導体制，実習時間および学生が使用できるカンファレンスルームや図書など詳細な部分について確認・調整する．

　とくに実習指導における施設側の指導者と教員のそれぞれの役割についても確認する．これら確認事項は実習要項（総論）に資料化し，学生にも必要な事項については説明・資料配布をする．

④実習指導における教員と実習指導者の役割
- 病棟・施設側　実習指導者の役割
  - 実習施設の概要を説明し，医療チームの一員として学生が実習できるように案内する．
  - 指導者は患者に提供するケアについて主たる責任をもつ．
    - a）実習場についてのガイダンス
    - b）実習環境および諸問題の調整（受け持ち患者の選定と承諾，情報提供，紹介，スタッフその他の方への紹介など）
    - c）対処者へのケアと実習記録に関する助言・指導
    - d）学生カンファレンスに関する参加・助言・指導
- 教員の役割
  - 学生の体験の意味づけ，既習の諸理論の統合化への助言・指導の主たる責任をもつ．
    - a）実習計画立案，事前ガイダンス
    - b）学生の実習記録に関する助言・指導
    - c）対象者へのケアと実習記録などに関する助言・指導
    - d）学生カンファレンスに関する参加・助言・指導
    - e）実習の評価（学生個々の課題の明確化への助言・指導を含む）
    - f）学生の健康管理への助言・指導

実習中

①臨地実習スケジュール：成人看護学実習Ⅰの場合の一例

1週目の目標	
・病棟業務の流れと患者の入院生活リズムがわかる	
・学生看護記録用紙に沿って受け持ち患者情報が総合的に収集できる	
・看護問題を明確にできる．	
月	施設オリエンテーション 病棟オリエンテーションと受け持ち患者の選定
火	担当看護師について病棟の流れと患者の入院生活リズムを知る 受け持ち患者の情報収集
水	アセスメント
木	情報の整理と統合（関連図）・看護問題の整理
金	看護過程カンファレンス（看護問題の明確化）

2週目の目標	
・看護問題に対するケア計画が立案できる	
・計画に基づいたケアの実施とその評価ができる	
月	再アセスメント（看護計画立案）・ケアの実施
火	看護過程カンファレンス（看護計画立案）・ケアの実施
水	ケアの実施と評価
木	ケアの実施と評価 最終カンファレンス
金	実習評価面接・実習のまとめ・記録物提出

②危機管理

　十分に準備して実習を開始しても，患者による受け持ち拒否やインシデントの発生，季節によってはインフルエンザ等感染症の発生報告など，想定内外の事案が発生する．その際は，実習病棟や実習施設の担当者とタイムリーに十分に連絡・検討・確認し対処する．

③学生の長期欠席など

　実習開始後の長期欠席が発生した場合は個別に対応する．

　受け持ち患者への挨拶・対応は倫理的配慮をした対応とする．その対応は施設と調整し，行う．

　学生への対応は，担当教員が行う．具体的には，欠席理由に鑑み，単位認定不可が予測される場合は，学生指導担当のチューターにも連絡して学生支援をするとともに規定に則って対応する．

④その他

　不測の事態が発生した場合には，個々の事例に応じて実習施設と十分に相談および協議してその対処にあたる．

実習終了後

①補習実習・補講について
- 学生の実習到達度によっては，関連機関と調整し補習実習・補講の準備をする．

②実習評価の報告
- 実習到達度の確認と実習全体の評価・振り返りをする．その結果は学内の関連会議に報告する．必要によっては実習目標・実習方法等の見直しをする．
- 実習評価・振り返り資料は実習施設に報告し，次年度実習の準備に入る．
- 臨地実習の学習指導強化のために教材・模型が必要な場合等は，その必要経費を次年度予算に計上する．

③全体実習調整会議
- 実習終了後には各実習施設が教育機関に集合し，実習の全体評価報告と実習全体の調整の会議を実施する．

④授業評価
- 臨地実習における授業評価も短大FD委員会が主体となって実施している．「授業評価表」用紙は基礎看護学領域はじめ全領域実習の共通評価表であり，その評価によって得られた学習者の意見は，実習方法等の教材研究に反映させている．

（3）実習記録

　ヘンダーソン看護理論で看護過程を展開した場合の一例を以下に示す（なお，平成23年度生より「ゴードンの看護理論」で展開していることを付記する）．

①実習記録用紙の様式（用紙の詳細は割愛する）
- 実習記録用紙①（フェイスシート）
- 実習記録用紙②（情報整理およびアセスメント用紙）
- 実習記録用紙③（全体像）

- 実習記録用紙④（問題リスト用紙）
- 実習記録用紙⑤（看護計画用紙）
- 実習記録用紙⑥（看護実施記録用紙）
- 実習記録用紙⑦（行動計画表）

②記録内容に求めるもの
- フェイスシート：患者の個別性をどの程度情報収集し，整理して記載できているかを確認する．その記載内容から対象との関係性を含めて学生の対象理解度を判断する．場合によっては，アドバイスを強化し，学生の観察力とコミュニケーション力を育成したいと考える．
  　　関連図の記載欄では，対象の健康障害における知識の活用と身体的・精神的・社会的側面の関連性を踏まえて記載状態をみる．
- 情報整理およびアセスメント用紙：ヘンダーソン理論を視点に収集した情報の整理・統合とアセスメント能力
- 全体像：対象の健康障害の程度を含めた全体像の統合とヘンダーソン理論による対象の健康障害の程度の判断力と対象の問題解決力に関する総合判断力
- 問題リスト用紙：看護問題リスト（看護診断力）の抽出・分析力と優先度の根拠づけ
- 看護計画用紙：看護計画立案力と実施結果に基づいた看護実践の評価力
- 看護実施記録用紙：看護の実施の記載力と再アセスメント力（看護過程全体の評価力）
- 行動計画表：当日の看護ケア計画立案力（安全性・安楽性の着眼）と看護提供力実施結果の記載と看護ケア実践における評価力

（4）提出物

① 種類（成人看護学実習Ⅰの場合）
- 所定学生看護記録用紙
- 行動計画用紙
- 技術チェックリスト
- 実習自己評価表

② 提出方法
- 上記所定の提出物を順番に紙ファイルに綴じて提出する．
- 表紙と背表紙に，①実習教科目名，②学籍番号，③氏名，④担当教員名を記入する．

③ 提出場所：実習担当教員の研究室

④ 提出時期：実習最終日の17時まで

（5）看護技術実施項目，看護技術経験録など

① 技術チェックリスト

基礎看護技術の経験は，学内での学びと連動して学習できるように構成され，3年間の実習において1冊の「技術チェックリスト」を用いて自己チェックする．卒業後には既述のように，チェックリストを参考に各自のレディネスに合わせた「卒後技術研修」を受けられるように作成されている．それにより，3年間の技術体験状態が自己点検でき，また基礎教育と卒後教育が有機的に連携できるように工夫した．
　② 技術到達度
　臨地実習で経験してよい技術を「卒業時の到達レベル」として提示している．その到達度は次の4段階に分けている．
　　Ⅰ：単独でできる
　　Ⅱ：指導のもとで実施できる
　　Ⅲ：学内演習で実施できる
　　Ⅳ：知識としてわかる

（6）出・欠席表：表Ⅱ-13

　遅刻・欠席の場合は，原則として学生本人が事前に，あるいは当日直前までに，実習担当教員にその理由を申し出て，相談・報告をする方法をとっている．実習中の「実習出欠表」の保管・管理は，実習グループリーダが行い，実習終了時に担当教員に提出する．

（7）実習病院・施設・病棟

　　① 病院：急性期医療（K病院，Y病院など3施設）
　　② 病棟：内科系・外科系（16病棟）

（8）実習展開上の留意事項

　臨地実習においてとくに留意している事項は「保健医療チームの一員としての行動」，「個人情報の保護」および「感染予防」である．これらはすべての看護学領域の実習において共通して留意する事項であり，それらの内容を実習要項（総論）に記載している．
①保健医療チームの一員としての認識
　学習者にとって臨地実習は，その単位を取得して卒業要件を満たすためのものでもある．入院されている患者は，決して学生たちの学習のためにあるのではない．あわせて，無資格者である者が患者を受け持って医療行為をすることは許されてはいない．しかし学生の実習単位認定には，患者を受け持って行う臨地実習が必須となる．
　無資格者の看護学生でも，ある一定の条件が整えば患者を受け持ち，一定の医療行為を行うことの違法性は阻却される．その一定の条件とは，それ相当の目的と相当性の手段が整っていること，そして，十分な説明を受けた患者が，看護学生が受け持つことに同意した場合である．
　筆者は学生の実習ガイダンスにおいて常にこれらのことを意識して学生たちに次のように語りかけている．それは，学生であっても「看護チームの一員であれ！」，そして「それ相応の準備をして実習に臨むこと」．これは看護学生として，基本的倫理的行動である．

表Ⅱ-13 実習 欠席欠課届

実習グループ名＿＿＿＿＿＿＿＿＿＿＿　　　担当教員：＿＿＿＿＿＿＿＿＿

　　　　　　　　　　　　　　　　　　　　　リーダー：＿＿＿＿＿＿＿＿＿

学内オリエンテーション：平成　　年　　月　　日
グループ別オリエンテーション：　　月　　日（　）　　　：　　　～（1時間以内）
臨地実習：平成　　年　　月　　日～平成　　年　　月　　日

学生氏名	月日 出欠	月	火	水	木	金	月	火	水	木	金	合計
	欠席											日
	欠課											時間
	欠席											日
	欠課											時間
	欠席											日
	欠課											時間
	欠席											日
	欠課											時間
	欠席											日
	欠課											時間
	欠席											日
	欠課											時間
	欠席											日
	欠課											時間

欠席・欠課の理由　　①病気
　　　　　　　　　　②忌引き
　　　　　　　　　　③自己都合

　同時に，看護学生だからこそできる看護がある．知識・技術は未熟でも，熱心に物事に取り組み調べることや心からケアをした場合，技術の未熟さよりもその姿勢，熱心さに受け持ち患者は癒される場合がある．しかし，この場合「自分の技術提供が果たして，看護になっているかどうか」を謙虚に考える姿勢が欠如していてはいけない．よって，看護提供時は常に「このことは，看護になっているか，どうか」を考える姿勢でいてもらいたい．
　あわせて，「相談や報告・連絡・確認」をタイムリーに実施できることは大切である．挨拶等の基本的事項も含めて1年次実習からガイダンスし，必要時はOJTを実施するようにする．
②実習記録物の取り扱いと個人情報の保護・管理について
　実習で記録する記録物は患者のカルテに準じたものとしての取り扱いをしている．それ

表Ⅱ-13 実習欠席欠課届（記入例）

（　　）看護学実習欠席欠課届

実習グループ名　　　20G　　　　　　　　　　　　担当教員：　　　稲岡　　　
　　　　　　　　　　　　　　　　　　　　　　　　リーダー：　　　湘南　　　

実習期間：平成20年9月8日～平成20年9月19日

学生氏名	出欠 月日	8 月	9 火	10 水	11 木	12 金	15 月	16 火	17 水	18 木	19 金	合計
湘南A子	欠席						/					日
	欠課						/					時間
湘北B子	欠席		②	②			/					2日
	欠課						/					時間
神奈川C子	欠席						/					日
	欠課			③8:30〜11:30			/					4時間
横須賀D子	欠席						/					日
	欠課						/	①13:00〜16:00				4時間
	欠席											日
	欠課											時間
	欠席											日
	欠課											時間
	欠席											日
	欠課											時間

欠席・欠課の理由　　　①病気
　　　　　　　　　　②忌引き
　　　　　　　　　　③自己都合

らの具体的な内容は以下の通りである．このことは，実習要項に記載し，また折に触れて繰り返す．たとえば入学時ガイダンス，担当科目である看護学概論の初講時のガイダンスや実習ガイダンスの折に説明し，個人情報の保護・管理を遵守できるようにすべきである．

● 記録物の取り扱い
　・所定の記録ファイル（本学オリジナルのファイル）を準備し，実習期間中はすべての記録物をそのファイルに挟み，取りはずさない．
　・実習施設内を移動する際，記録物は必ず指定の袋（布袋）に入れて持ち運ぶ．
　・通学時は記録物を鞄から取り出さない．

● 個人情報の管理・保護について
　・守秘義務の説明と徹底
　・個人情報が入っている資料は原則，病棟外に持ち出さない．
　・実習記録用紙には，個人が特定される内容は一切記録しない（詳細は別紙記載手順

による).
- カンファレンス等で資料としてコピーをした場合は「通しナンバー」と所持者の氏名を記入して管理する.
- 使用後は枚数を確認し,指導教員の確認のもとに裁断する.

③感染予防について

成人看護学実習で受け持つ患者でも,悪性疾患で化学療法を受けていたり,周手術期であったりすることが多い.また,糖尿病等易感染性疾患の患者が多い.したがって,感染予防については十分にガイダンスをする必要がある.それは,学生が感染源にならないこと,学生自身も感染を受けないようにするためである.それには平素の健康管理に尽きる.

説明は,1年次履修のスタンダードプリコーション概念を想起・復習させながら実施する.また,感染症に関する予防接種を勧奨している.

●実習中の具体的な感染予防策
- 健康チェック(体温測定)を実習期間中は毎朝実施する.
- 体温測定の結果,規定の温度(37.5℃)を超えた場合は,自覚症状がない場合でも,実習場に来る前に病院受診をし,実習の可否を確認する.
- 季節型などの感染症に罹患していた場合は,「実習可」の診断書を受け,実習施設に報告後に実習を再開する.
- 発熱がなくても,下痢や嘔吐の場合は受診し,感染予防に万全を期す.
- 病気の場合は十分に休養し,早期回復と悪化を防ぐようにアドバイスする.
- 必要時,マスクを着用.
- 感染症に関する防疫情報に関心をもち,罹患回避に努める.

4)評価・単位認定

(1)実習評価表(「成人看護学実習Ⅰ」の場合の一例)[10]

①実習目標におけるウエイトづけ

成人看護学実習Ⅰでの評価のウエイトづけは,目標1(対象のニーズ把握)を20%(20点),目標2(身体的健康障害の理解)を30%(30点),目標3(看護過程の展開)を30%(30点),そして目標4(医療チームの一員としての役割と責任)を20%(20点)として配当している.表Ⅱ-8にある個別行動目標の配点は,一項目に5点を配点している.

本教科目の実習は2年次後期の実習である.実習目標1と2においては,既習学習内容の知識と技術の統合を図る.すなわち3年次の実習も視野に入れ,看護過程展開に必要な知識と技術の統合を図ることをねらいとした.よって,看護実践能力の育成は3年次に学習する「成人看護学実習」ⅡとⅢの実習で引き続き学習を深めていくことにしている.

実習目標の4では,「医療チームの一員としての役割と責任を果たせる」との学習内容に20点を配点した.それは昨今の学生の気質とレディネスを考えたうえでのものである.時間と規則を守ることは,社会の一員としての最低限のルールである.これらを2年次の

実習段階で深く認識し，実習を通して身につけてもらいたいとの「ねがい」も込められている．

②実習評価採点基準

1つの個別行動目標に5点を配点している．その評価基準の一例を以下に示す．

　　5点：主体的に達成できた
　　4点：指導を受け達成できた
　　3点：繰り返し指導を受け達成できた
　　2点：到達に努力を要する
　　1点：到達にかなりの努力を要する

（2）成績評価と単位認定

成績評価と単位認定は以下の成績評価区分によってされる．本成績評価は学則の規定によりすべての履修科目において適用されている．したがって，臨地実習科目においても同様であり，これらは実習要項（総論）にも明記し，その周知に努めている．

（3）実習評価の活用と学生支援

実習評価面接により，学生は学習課題を明確にすることができる．そして，それらの課題を学生は達成させて，次回の実習を履修することが重要である．したがって，実習評価面接は重要な教育の機会となる．

これらを踏まえて実習評価面接することにより，学生は評価結果を受け止め，学習課題を解決できるように学習へのモチベーションを維持することができる．このような評価面接になり，学習支援ができる面接力や指導技術を磨いていくことが教員には求められる．

表Ⅱ-14　実習評価表（成績評価の区分）

評価	評点	単位の授与
優	100～80点	授与する
良	79～70点	
可	69～60点	
不可	59点以下	授与しない
評価停止	評価不能	

（4）評価方法

実習評価は学生の自己評価と教員の他者評価の照合により実施される．

評価面接担当教員は，実習指導者に学生の実習状況をよく聞き，実習状況全体を把握する．また，学生の実習経過を実習単位認定者に報告し，適切に行われるようにする．

実習単位認定者は，実習状況全体を把握し，実習評価表と評価基準に基づいて適切に行い，実習施設間の評価結果に離齬が発生しないようにする．

実習単位の認定評価結果は，学生には教学部より「成績評価」として発表される．

実習評価面接とその準備および学習支援は以下の通りである．

①評価面接について

以下の場合は実習評価を受ける資格を失う．

- 出席時間数が実習時間の3分の2に満たない場合
- 実習記録の最終提出期限を守れない場合

②評価面接の準備と学習支援

- あらかじめ学生と教員は，評価基準に基づいて評価（自己評価・他者評価）をしておく．
- 面接時間は15分から20分程度
- 面接において自己評価と教員評価の照合をする．
- 評価値が大きくかけ離れている場合を含め，お互いに評価理由を確認しあう．
- 学生は学習課題を発表し，アドバイスを受けながら，次回の実習や今後の学習課題を整理する．
- 評価結果によっては，実習で残った課題を課し，その報告日などを決めて面接を終了する．
- 到達度が低く単位認定の「不可」が予測される場合は，最終面接でそのことを提示するのではなく，形成的に評価面接や指導面接を何回か実施し，十分に説明し学生の理解を得ておくことがポイントである．

■引用文献

1) 鈴木良子：新設学科の教育理念とカリキュラムの概要．湘南短期大学紀要，19，107-115，2008．
2) 佐藤光栄，他：実践力のある看護師の育成をめざして―特色を活かしたカリキュラムの構築―．湘南短期大学紀要，20，51-57，2009．
3) 佐藤光栄，他：前掲書，20，54-56，2009．
4) 湘南短期大学看護学科シラバス．2010年度版，2011年度版．
5) 成人看護学実習要項．2010年度版．
6) 湘南短期大学看護学科シラバス．2011年度版．
7) V．ヘンダーソン（湯槇ます，小玉香津子訳）：看護の基本となるもの．新装改訂版，日本看護協会出版会．2006．
8) 湘南短期大学看護学科「技術チェックリスト」．2007年版．
9) 厚生労働省：看護基礎教育における技術教育のあり方に関する検討会報告．2003．
10) 成人看護学実習要項：前掲書，2010年度版．

2 老年看護学

1）老年看護学実習の考え方

　わが国では高齢社会に向けて，老人保健医療福祉対策として，介護保険制度が2000年より開始された．これは，地域福祉活動と連動した介護予防から，認知症の老年者も含めた生活支援を国民で行っていく制度である．看護師や介護士，その他の多様な職種が連携した支援が特徴となる．また，老年期ともなると複合疾患をもち，医療機関において複合的な治療を受ける老年者も増えている．このような社会的な現状において看護職の担う役割は，対象となる老年者を他職種と協働して支援していくことである．よって，地域で慢性疾患をもちながらも自宅で生活している老年者への社会資源の活用や，生活機能の低下により施設で生活している老年者，疾病を治すために治療を受ける老年者と，看護の対象はさまざまである．このようにさまざまな職種との連携による看護の場を臨地として学習する実習は，看護実践者を育成する基礎教育では重要な科目となる．

2）老年看護学実習の科目構成

　老年者を対象としたさまざまな臨地の場を3段階とした．慢性疾患をもちながらも介護保険制度による介護度認定を受けた利用者の給付サービスである居宅サービスの場と，施設サービスの場，そして，医療を必要とする病院の場とした（**表Ⅱ-15**）．

表Ⅱ-15　老年看護学科目構成

	1年生	2年生	3年生
授業	老年看護学概論 　　　1単位　30時間	老年看護活動論 　　　2単位　45時間 老年看護活動演習 　　　1単位　30時間	
実習		老年看護学実習Ⅰ 　　　1単位　45時間	老年看護学実習Ⅱ 　　　1単位　45時間 老年看護学実習Ⅲ 　　　2単位　90時間

3）老年看護学実習の目的・目標

　老年期にある対象の特徴を理解し，加齢と健康障害の程度に応じた老年看護を実践するために必要な知識・技術・態度の統合を図り，看護過程の展開を含む看護の方法を学習し，病院や老人福祉施設など地域と連携した総合ケアプランを修得する．

4）老年看護学実習Ⅰ

　① 実習目的：地域で生活する老年者の特性を理解し，日常生活を営むための健康を支える老年看護に必要な基礎的知識・技術・態度を修得する．
　② 実習目標
　　a）地域で生活する老年者の特徴を身体的・精神的・社会的な健康面から理解する．
　　b）コミュニケーション技術を用いて，地域で生活する老年者と円滑な人間関係を築くことができる．
　　c）地域で生活する老年者の自立・自律支援にかかわる援助を指導者とともに実施する．
　　d）保健・医療・福祉チームの一員として，施設における看護職の役割の連携，また老年者の地域での生活を支える社会資源の活用について知る．
　　e）老年者への関心を高め，老年者を個人として尊重する態度を身につける．
　③ 実習項目
　通所のためのバス送迎，健康チェック，健康手帳の確認，レクリエーション，リハビリ体操，嚥下体操，口腔衛生，入浴介助，排泄介助，食事介助，移動介助，コミュニケーション技法（認知症の老人との対応も含む），ケアプランの確認，音楽療法など．
　④ 実習展開

【実習開始前】

　学内で実習全般の説明後，施設ごとの特徴や注意事項を含めたオリエンテーションを実施する．

- ●事前学習の提示
- ・介護保険制度の仕組みと運用について
- ・実習施設の概要
- ・通所介護（デイサービス），通所リハビリテーション（デイケア），老人福祉センター，有料老人ホームについて調べる
- ・通所施設における看護師の役割
- ・通所施設を利用する対象者の特徴
- ・老年者のバイタルサインの特徴と測定技術

　以上の6事項である．また，各自が向かう施設の住所，交通機関，最寄り駅，所要時間を確認すること，実習記録用紙の準備を促す．

> **実習中**

月曜日：施設のオリエンテーションを受け概要を理解する．職員・利用者へ自己紹介をする．

火～木曜日：実習開始時に，実習計画用紙に準備した実習目標と行動計画を指導者に発表し，実習行動を指導者とともに確認し合う．施設の日課に参加し，利用者である老年者の身体的・精神的，社会的特徴を理解するとともに，施設サービスである日常生活の援助は，スタッフの指導を受け，ともに実施する．利用者とのコミュニケーションは，学生から積極的に行い，その人の歩んできた道を尊重し生きがいや生活についての話を伺い，老年者への理解を深める．

施設の看護師の役割については，看護師スタッフとともに実施し，健康チェックやその方法，判断，他職種との連携について指導を受け学習する．

学生を主体としたカンファレンスを毎日実施し，臨床指導者は可能な限り参加し，学生の学びや疑問に対する助言を行う．担当教員は，日中の巡廻による指導またはカンファレンスの参加により学生の学習内容を確認する．記録については，翌日臨床指導者へ提出し，指導を受ける．また，担当教員は巡廻中に指導者と学生の実習状況を確認し合い，学生がよりよい実習学習ができるように支援する．

木曜日の最終カンファレンスでは，実習で学んだことをグループ内で共有し，必ず臨床指導者が参加し実習に対する助言をする．

金曜日：学内実習とし，実習記録の整理と個人レポートとして，ⓐ実習で体験した老年者とのかかわりのなかで，地域で生活する老年者の健康問題をどのように捉えたか，ⓑ地域で生活する老年者とその家族にとっての通所の役割と支援のあり方について，ⓒ自己の老年者観と老年看護観についての考えをレポートにまとめる．

> **まとめ**

全グループの実習が終了した後，再度グループワークを次の視点で実施する．サービス内容，携わった職種，ケア内容について話し合い指定の用紙に整理する．グループの発表により全体で共有する．

5）老年看護学実習Ⅱ

① 実習目的：健康を障害した老年者の特徴を理解し，施設で療養生活を送る老年者とその家族がもつ健康問題を解決するために必要な知識・技術・態度を修得する．

② 実習目標

a）特別養護老人ホームで療養生活を送る老年者の特徴を身体的・精神的・社会的な健康面から，医療サービスと生活サービスを理解する．

b）コミュニケーション技術を用いて施設で生活する老年者および家族と円滑な人間関係を築くことができる．

c）施設で生活する老年者および家族がもつ健康問題を把握し，生活の質の向上を目指す援助を実施する．

d）保健医療福祉チームの一員としての役割と連携を理解し，施設で療養生活を送る老年者および家族の社会資源の活用の実際を知る．
　　　e）老年者とのかかわりを通して老年看護における老年者の人権やプライバシー・老年者への尊厳などの倫理的態度を身につける．
　③　実習項目
　　日常生活の援助（食事介助，清潔介助，更衣，整容，移動介助，排泄介助），コミュニケーション技法（認知症の老人との対応も含む），レクリエーション，医療処置（経管栄養，胃ろう，褥瘡処置，創傷処置）
　④　実習の展開

実習開始前

　学内で実習全般の説明後，施設の現地にて，施設の概要，施設内の案内を含めてオリエンテーションを施設指導者より受ける．
　　●事前学習課題
　　・老年者の身体的，心理的，社会的特徴について
　　・特別養護老人ホーム，社会福祉士，介護福祉士，ケアマネジャー，ユニットケア，管理栄養士，歯科衛生士，臨床心理士について
　　・特別養護老人ホームの看護師の役割について
　　・認知症の症状や行動障害とその対応について

実習中

　月曜日：実習初日に受け持ち入所者を決定し挨拶し受け持ちの承諾を得る．
　火～木曜日：日々の実習開始時に実習計画用紙に準備した実習目標，行動計画を指導者に発表し指導を受ける．コミュニケーション，観察や記録物などから意図的に生活援助に必要な情報を収集し，日常生活の状況を把握し，記録に整理しながら対象を理解する．日常生活の援助を1つ取り上げ，中位目標をあげて計画を立案する．援助は指導者とともに，または指導者の許可のもと実施する．受け持ち入所者を中心に援助するが，施設の日課に沿ったレクリエーションなどでは入所者全体に目を向けるようにする．認知症のある方とのコミュニケーションについてはスタッフのかかわり方をよく観察し学びを深める．報告は午前11：30，午後14：30までに終了する．その日の実習からの「学び」を発表し指導者から助言を受ける．指導者のコメントを赤ペンで余白に自分で記入する．
　金曜日：学内で臨地実習の内容の見直しと記録の整理，レポートをまとめる．レポートテーマは「老年看護学実習Ⅱを終了して考える私の老年看護観」とする．

カンファレンス

　毎日15：00～16：00までは，学生カンファレンスと記録の整理の時間とする．
　火曜日：「必要な生活援助について」を発表し指導者から助言を受ける．
　木曜日：「実施した援助の評価と学び」を明確にして指導者から助言を受ける．

総まとめ

　全グループの実習が終了したら，老年者の「もてる力」についてグループワークをし，学習を深める．

6）老年看護学実習Ⅲ

① 実習目的：入院生活を送る老年者とその家族がもつ健康問題を解決するために必要な知識・技術・態度の統合を図り，老年看護の方法を修得する．

② 実習目標
　a）病院で加療中の機能障害をもつ老年者の特徴を身体的・精神的・社会的な健康面から理解する．
　b）コミュニケーション技術を用いて，病院で加療中の老年者および家族と円滑な人間関係を築くことができる．
　c）病院で加療中の機能障害をもつ老年者と家族に生じる問題を把握し，加齢に伴う機能低下，合併症の予防や退院後の生活に視点をもつ援助を実施する．
　d）保健医療福祉チームの一員としての役割と連携を理解し，療養生活を支える社会資源の活用について理解する．
　e）老年看護の役割を考察し，自己の老年看護観を明らかにする．

③ 実習項目
　バイタルサインの測定，疾患に関連した観察，報告，日常生活の援助（食事介助，清潔介助，更衣介助，整容介助，排泄介助，車椅子移乗，歩行器介助，歩行介助），検査前準備，検査後観察，さまざまな処置介助，運動リハビリテーションの実施，生活の再獲得に関連した指導，退院に向けた調整，受け持ち患者と家族への退院指導．

④ 実習展開

実習開始前

　学内で実習全般の説明をした後，看護過程の展開を再学習する．この実習の事前学習では，既習学習の見直しと，実習期間直前に，受け持ち患者の簡単な情報提供とともに，必要な学習内容を確認する．そして実習記録用紙の準備を促す．

実習中（1週目）

　月曜日：病棟オリエンテーション（病棟の概要，病棟内の設備や物品棚の説明，受け持ち患者の現状の説明）を受ける．受け持ち患者へ実習受け持ちの承諾後，挨拶しコミュニケーションをとりながら看護師の援助に参加し情報を得ていく．情報をもとに大まかな現状を捉えて記録用紙に整理しながら，翌日必要な援助を考え，指導者に相談する．日々情報が追加され，全体像が膨らむように記録用紙を活用する．担当教員は，看護過程の展開についての相談と助言を行う．そして学生が系統立てた看護の方向性を整理できるように支援する．

　火～木曜日：その日の実習目標とその内容を行動計画として指導者へ発表する．実施については，指導者もしくは受け持ち患者の担当看護師，担当教員とともに行う．午前中の内容と午後の計画変更については，昼食前に報告し調整する．午後の報告と明日の援助について指導者と相談し，カンファレンスに臨む．カンファレンスは毎日実施し，学生主体でテーマ設定，進行，記録を務める．木曜日のカンファレンスでは，全体像と看護の方向

性を発表し，グループメンバーからの質問や指導者からの助言によりさらに内容を明確にする．方向性が確認できたら，週末の学内実習にて，看護計画の充実に向けて記録用紙を整理する．

学生は，1日の実習内容を振り返り，記録する．対象である老年者が語ったその人の生活史については，別紙の記録用紙にまとめ，その語りから看護に役に立った内容を整理する．

実習中（2週目）

2週目の援助は，看護計画に沿って実施し，その都度評価し計画内容を修正し実施する．この繰り返しにて看護過程を展開する．

水曜日のカンファレンスでは，対象者の生きてきた道を年表にまとめ発表し，それぞれの受け持ち患者の個性豊かな人生について理解し合うとともに，その人らしい援助方法について振り返る．木曜日のカンファレンスでは，実施した看護の要約と実習で学んだ老年看護観について発表する．

金曜日：学内で実習全体の振り返りとともに記録を整理する．必要があればカンファレンスを実施し，グループ全体で学びを共有する．また，受け持った「老年者の看護を通して学んだ老年看護」についてレポートにまとめる．

総まとめ

学年全体の実習が終了したら，まとめの時間としてグループワークにより「精神的な看護で印象に残っている症例について」メンバーの1例を取り上げ指定の用紙に整理し，全体発表を行う．

7）実習記録

共通した記録用紙としては，実習行動計画があり，さらに実習Ⅱ，Ⅲでは看護過程を展開する記録用紙がある．実習Ⅱでは生活機能を中心とした援助計画を立案し，実習Ⅲでは対象に必要な援助計画を立案し実施修正していく．また，対象の生活史を理解するための記録用紙がある（表Ⅱ-16）．

8）実習評価

評価は，認知領域，精神運動領域，情意領域に分け評価項目を挙げている．項目は実習目標の達成を4段階の評価基準で学生の自己評価と教員が評価する．評価する内容は，出席状況，実習状況，実習中の記録物，まとめのレポートである（表Ⅱ-17, 18, 19）．

表Ⅱ-16 老年看護学実習ⅠⅡⅢ記録用紙

	老年看護学実習Ⅰ	老年看護学実習Ⅱ	老年看護学実習Ⅲ
表紙	○	○	○
実習記録	○	○	○
看護過程記録		○	○
生きてきた道年表		○	○

表Ⅱ-17 老年看護学実習Ⅰ評価表

	評価項目	自己評価	教員評価
認知領域	1. 老年者の身体的・精神的・社会的特徴を説明できる	4 3 2 1	4 3 2 1
	2. 発達課題や生きがいについて説明できる	4 3 2 1	4 3 2 1
	3. 老年者の1日の過ごし方を説明できる	4 3 2 1	4 3 2 1
	4. 日常生活の健康上の問題を説明できる	4 3 2 1	4 3 2 1
	5. 老年者にとっての家族の役割を説明できる	4 3 2 1	4 3 2 1
	6. 介護保険制度と施設の機能と役割を説明できる	8 6 4 2	8 6 4 2
	7. 保健医療福祉チームの看護職の役割を説明できる	8 6 4 2	8 6 4 2
	8. 地域で生活する老年者の社会資源を説明できる	4 3 2 1	4 3 2 1
精神運動領域	1. 対象にあった援助を指導者とともに実施できた	8 6 4 2	8 6 4 2
	2. 援助は安全安楽を考慮して実施できた	8 6 4 2	8 6 4 2
	3. 実施したことについて報告できた	4 3 2 1	4 3 2 1
	4. 老年者と円滑なコミュニケーションをとることができた	8 6 4 2	8 6 4 2
	5. 目標・内容を評価し,翌日の援助に活用することができた	4 3 2 1	4 3 2 1
情意領域	1. 実習前より,老年者への関心がもてた	4 3 2 1	4 3 2 1
	2. 老年者の人権・プライバシーを尊重できた	4 3 2 1	4 3 2 1
	3. 老年看護について自己の考えがもてる	4 3 2 1	4 3 2 1
	4. カンファレンスで自分の意見を述べることができた	4 3 2 1	4 3 2 1
	5. 節度ある態度で実習できる(身だしなみ,礼儀,言葉遣い,約束を守る等)	4 3 2 1	4 3 2 1
	6. 提出物の期限を守ることができた	4 0	4 0
	7. 自己の健康管理ができ,実習時間すべてに出席できた	4 3 2 1	4 3 2 1
評価基準	8(4):よくできた 6(3):できた 4(2):不足がある 2(1):不足が多い	学生評価点 点	教員評価点 点

表Ⅱ-18 老年看護学実習Ⅱ評価表

	評 価 項 目	自己評価	教員評価
認知領域	1. 施設で生活する老年者の身体的，精神的，社会的変化が健康面に及ぼす影響について説明できる	4 3 2 1	4 3 2 1
	2. 介護や支援が必要な老年者への社会資源やサービスの内容について具体的に説明できる	4 3 2 1	4 3 2 1
	3. 保健医療福祉チームにおける看護師の役割と関係職種との連携について説明できる	4 3 2 1	4 3 2 1
	4. 日常生活の自立の程度を把握できる	4 3 2 1	4 3 2 1
	5. 必要な援助について計画立案できる	4 3 2 1	4 3 2 1
精神運動領域	1. 老年者および家族の生きてきた道を大切に思い相手の立場に立ったコミュニケーションをとることができる	8 6 4 2	8 6 4 2
	2. 立案した看護計画が実施できる	4 3 2 1	4 3 2 1
	3. 日常生活の自立を目指した援助ができる	4 3 2 1	4 3 2 1
	4. 安全，安楽を踏まえた援助ができる	8 6 4 2	8 6 4 2
	5. ホームの日課に沿った生きがい活動やレクリエーション活動に自主的に参加できる	8 6 4 2	8 6 4 2
	6. 認知症や問題行動のある老年者の特徴を踏まえた対応ができる	8 6 4 2	8 6 4 2
	7. 老年者の人権やプライバシーを尊重したかかわりができる	4 3 2 1	4 3 2 1
情意領域	1. 認知症のある老年者へ関心がもてる	4 3 2 1	4 3 2 1
	2. 施設で生活する老年者とその家族の「生活の質」の向上とは何かについて考えをもてる	8 6 4 2	8 6 4 2
	3. カンファレンスで自己の考えをまとめて述べられる	4 3 2 1	4 3 2 1
	4. 健康管理ができる（遅刻，欠席をしない）	4 3 2 1	4 3 2 1
	5. 節度ある態度で実習できる（身だしなみ・約束・礼儀・言葉遣い等）	4 3 2 1	4 3 2 1
	6. 提出物の期限を守る	4　　　　0	4　　　　0
	7. 老年看護について考察することができる	8 6 4 2	8 6 4 2
評価基準	8（4）：よくできた 6（3）：できた 4（2）：不足がある 2（1）：不足が多い	学生評価点 点	教員評価点 点

表Ⅱ-19 老年看護学実習Ⅲ評価表

	評 価 項 目	自己評価	教員評価
認知領域	1. 加療中の老年者の現象からその構造を捉え，全体像を把握できる	8 6 4 2	8 6 4 2
	2. 健康障害に伴う治療が老年者に及ぼす影響について捉えることができる	8 6 4 2	8 6 4 2
	3. 老年者の生活過程の特徴を踏まえて，自立に向けた目標を設定できる	4 3 2 1	4 3 2 1
	4. 老年者の個別の反応を尊重した看護目標を立案することができる	8 6 4 2	8 6 4 2
	5. 退院へ向けて必要な援助や社会資源について説明することができる	4 3 2 1	4 3 2 1
	6. 加療中の老年者をもつ家族の問題を説明できる	4 3 2 1	4 3 2 1
	7. 実施結果を老年者の状態から評価し計画の追加や修正ができる	4 3 2 1	4 3 2 1
精神運動領域	1. 対象の状態に適した看護援助を実施できる	4 3 2 1	4 3 2 1
	2. 援助は安全，安楽を考慮し実施できる	8 6 4 2	8 6 4 2
	3. 老年者の依存と自立のバランスを考慮し実施できる	4 3 2 1	4 3 2 1
	4. 老年者の加齢に伴う合併症予防の視点から援助できる	4 3 2 1	4 3 2 1
	5. 老年者とその家族と円滑なコミュニケーションをとることができる	4 3 2 1	4 3 2 1
	6. 人生の先輩として尊重した態度で接し，よい人間関係を保つことができる	4 3 2 1	4 3 2 1
	7. 日々の援助の実施結果を報告できる	4 3 2 1	4 3 2 1
情意領域	1. 老年者の人権，プライバシーを尊重できる	4 3 2 1	4 3 2 1
	2. カンファレンスで老年看護について自分の意見を述べることができる	4 3 2 1	4 3 2 1
	3. 自己の健康管理ができる	4 3 2 1	4 3 2 1
	4. グループの一員としてよい人間関係を保つことができる（リーダーシップ，メンバーシップ）	4 3 2 1	4 3 2 1
	5. 提出物の期限を守ることができる	4　　　0	4　　　0
	6. 実習を通して老年看護について自己の考えを深めることができる	8 6 4 2	8 6 4 2
評価基準	8（4）：自分ひとりの力でできた 6（3）：少しの指導を受けてできた 4（2）：多くの指導を受けてできた 2（1）：指導を受けてもできなかった	学生評価点 点	教員評価点 点

表Ⅱ-20　老年看護学実習Ⅰ看護技術経験項目

		項目	見学または体験に「○」を付ける			集計
			名前	名前	名前	
1		送迎バスの乗車（お迎え）				
2		送迎バスの乗車（お見送り）				
3	入浴介助	機械浴，車椅子浴，リフト浴				
4		一般浴				
5		更衣着脱の援助				
6		洗髪後の整容，ドライヤー				
7		リハビリテーション見学				
8		作業療法（陶芸，手芸，料理，習字など）参加				
9		レクリエーション（身体を使ったゲームや合唱音楽など）参加				
10		体操，運動への参加				
11		認知症のある方とのかかわり（コミュニケーション）				
12		車椅子の移乗・移動				
13		散歩（車椅子，徒歩）				
14	バイタル測定	体温測定				
15		脈拍測定				
16		血圧測定（水銀式）				
17		血圧測定（デジタル式）				
18	看護師の役割	全身の観察（皮膚の観察）				
19		食事管理・介助・配膳・水分補給				
20		胃瘻管理				
21		排泄誘導・介助				
22		包帯交換（褥瘡・創傷・膀胱留置カテーテルなど）				
23		服薬管理（与薬 - 内服・塗擦・点眼）				
24		記録（日誌・カルテ）				
25		他職種への申し送り				
26		健康相談				
27		判断・指導（服薬・日常生活）				
28	その他					

表Ⅱ-21 老年看護学実習ⅡⅢ 看護技術経験項目

項　目		見学：△　　実習：○			集計
		名　前	名　前	名　前	
日常生活の援助技術	環境整備				
	ベッドメーキング・シーツ交換				
	入浴・シャワー浴				
	清拭				
	足浴				
	手浴				
	爪切り				
	陰部洗浄				
	洗髪				
	口腔ケア（義歯の手入れ含む）				
	寝衣交換				
	食事介助				
	嚥下訓練				
	便器・尿器の介助				
	オムツ交換				
	安楽な体位の工夫				
	座位訓練・起立訓練・歩行訓練				
	移乗移送（車椅子・ストレッチャー）				
	自動・他動運動				
	マッサージ				
	レクリエーション・遊び				
	冷・温罨法				
与薬の援助技術	軟膏・湿布などの塗布				
	経口与薬				
	点眼				
	浣腸				
	座薬の挿入				
	点滴の準備・管理				
	注射の準備				
	輸血の準備・管理				
検査・測定に関する技術	体温測定				
	脈拍測定				
	呼吸測定				
	血圧測定				
	パルスオキシメーター				
	呼吸音聴取				
	心音聴取				
	腸蠕動音聴取				
	血糖測定				
	心電図モニター				
	尿量測定				
	尿比重測定				
	採血				
	身体計測（身長・体重・腹囲）				
処置治療に関する技術	褥瘡に関するケア				
	ネブライザー				
	吸引（口腔・鼻腔）				
	経管栄養（胃ろうを含む）				
	酸素吸入（ボンベの扱い含む）				
	ガーゼ交換の介助				
	導尿（留置カテ挿入含む）				
	透析				
	胸腔ドレーンの観察				
	中心静脈栄養の管理				

9）看護技術経験項目

実習中に見学または体験できた看護技術については，表Ⅱ-20，21の項目ごとに印を付けて，経験の状況を把握する．

10）実習病院・施設・病棟

実習施設は，科目の目的，目標を達成できる施設を以下のように設置している（表Ⅱ-22）．

表Ⅱ-22　実習施設配置表

	老年看護学実習Ⅰ	老年看護学実習Ⅱ	老年看護学実習Ⅲ
施設	通所介護施設 通所リハビリ施設 老人福祉センター 介護付有料老人ホーム	介護老人福祉施設	総合病院 　整形外科・内科病棟 　混合病棟

3 小児看護学

1）科目構成

（1）小児看護学の科目構成（表Ⅱ-23）

本校の小児看護学は，小児看護学概論，小児看護学方法論Ⅰ，小児看護学方法論Ⅱの授業科目と小児看護学実習で構成される．

表Ⅱ-23 小児看護学の科目構成

科目名	単位/時間数	進度	学習目標	おもな方法
小児看護学概論	1/30	1年後期	健康な小児各期の特徴を理解し，発達段階に応じた養護，小児を取り巻く環境，家庭や社会が及ぼす影響について学ぶ	講義・演習
小児看護学方法論Ⅰ	1/30	2年前期	小児の代表的な疾患とその看護について学ぶ 治療・処置・検査を受ける子どもと家族への看護について学ぶ	講義・演習
小児看護学方法論Ⅱ	2/45	2年後期	小児の成長発達段階とさまざまな健康レベルに応じた看護の特徴を理解し，健康障害をもつ小児とその家族への看護について学ぶ	講義・演習
小児看護学実習	2/90	3年	小児各期の成長発達を理解し，健康を障害された小児とその家族に対して看護を実践できる基礎的能力を養う	臨地実習

（2）小児看護学実習の構成（表Ⅱ-24）

小児看護学実習は2単位90時間（1日7時間13日間）で構成され，3学年次の5月か

表Ⅱ-24 小児看護学実習の構成

	時間数	日数	実習場所
幼稚園実習	28時間	4日間	自校の関連幼稚園
病棟実習	63時間	9日間	聖マリアンナ医科大学横浜市西部病院 東海大学大磯病院 茅ヶ崎市立病院

ら12月初旬までの期間に実施される.

90時間（13日間）は幼稚園実習28時間（4日間）と病棟実習63時間（9日間）で構成される.

実習時間は，8：30～16：30であり，そのうち15：30～16：30は実習記録の整理，翌日の実習計画立案のための時間としている.

2）臨地実習の目的・目標

(1) 臨地実習の目的

本校は，「人を尊び，命を尊び，個を敬愛す」という理念に基づき，看護の専門職に必要な知識・技術・態度を習得し，豊かな人間性を育み，社会に貢献できる人材の育成を教育の目的としている．さまざまな状況にある人々への看護実践能力を養うために，学内においては基礎分野，専門基礎分野，専門分野Ⅰ・Ⅱ，統合分野のすべてにわたって学ぶ.

看護学実習はこれら学内で学んだ知識を統合し，実際に地域や臨床の場で看護を実践し，看護の本質を学ぶことを目的にしている.

(2) 臨地実習の考え方

臨地実習は，学内で習得した知識・技術・態度を自らの経験を通して学び，統合していく授業として位置づけている．すなわち，理論と実践の統合，対象との人間関係プロセスの学習，看護技術の実際的な実施，問題解決能力・判断力・応用力の育成である．さらに，学習過程を通して，看護の意義や価値を考え，看護への動機づけなど，看護の本質を学ぶ場である.

実習進度は，学習内容として基礎から応用へ，容易から難解へ，正常から異常へと組み立てている.

基礎看護学実習は各看護学の礎になるため，まず1年次に「療養環境を知る」「対象を尊重した態度をとれる」ことを目的に「基礎看護学実習Ⅰ」を，次に2年次に「対象理解と看護過程が展開できる」ことを目的に，「基礎看護学実習Ⅱ」を位置づけた．その後，基礎看護学実習をベースに，2年次後期から3年次に発達段階にあわせた小児看護学実習，成人看護学実習，老年看護学実習，母性看護学実習を位置づけ，同時に発達段階すべてにかかわるとして，精神看護学実習を位置づけた．その後，3年次後期にすべての学習の統合として，在宅看護論実習，統合実習を位置づけている.

このように，段階的に学ばせ，実際の場に即した看護が実践できる能力が養えるようにしている.

(3) 小児看護学実習の目的・目標

小児看護学実習は，講義や演習を通して学んだ「成長発達に関る意味やその成長発達を健康レベルに関係なく保障することの看護のありかた」について体験的に理解する場であ

る．小児看護の特殊性を理解し，健康レベルに応じた看護援助の知識，技術，態度を習得するのはもちろんであるが，子どもだけではなく家族への援助の重要性，保健医療福祉チームとの連携の必要性もあわせて学ぶことを目的としている．

①小児看護学実習目的

　小児各期の成長発達を理解し，健康を障害された小児とその家族に対して看護を実践できる基礎的能力を養う．

②小児看護学実習目標

　a）健康な幼児期の成長発達に応じた保育について理解する．
　b）健康障害をもつ小児の成長発達に及ぼす影響を最小限にするために必要な援助を理解する．
　c）健康障害や入院が小児や家族に及ぼす影響を踏まえて，必要な援助を実践する．
　d）日常生活における小児の安全を守ることができる．
　e）保健医療福祉チームにおける連携の必要性を理解する．

　目標a）について，幼児期に限定しているのは，実習場所が幼稚園であることを考慮し

表Ⅱ-25　おもな実習項目

	項　　目
コミュニケーション	受け持ち患児の発達段階に応じたコミュニケーション
環境	①ベッドメーキング　②環境整備　③室温・湿度の調整
身体計測	①体重　②身長　③頭囲　④胸囲
バイタルサイン測定	①体温　②脈拍　③呼吸　④血圧　⑤心音・呼吸音の聴取
清潔	①入浴（沐浴）　②清拭　③洗髪　④手洗い　⑤歯磨き・含嗽　⑥足浴
更衣	発達段階に応じた更衣
栄養	①授乳　②離乳食の介助　③幼児の食事介助　④経管栄養
排泄	①おむつ交換　②採尿（採尿バッグ）　③幼児の排泄訓練　④排泄の介助
睡眠	睡眠（午睡）の援助
遊び	①発達段階に応じた遊びへの援助　②ベッド上での遊び　③集団遊び
学習	学習援助
体位	①安楽な体位　②体位変換
罨法	①氷枕・氷のうの貼用　②湯たんぽの貼用
移送	①車椅子による移送
与薬	①内服薬の飲ませ方　②坐薬の挿入
輸液療法	①薬液の準備（薬液量の計算）　②針の固定　③シーネの固定　④滴数の調節　⑤輸液量の計算と記録　⑥輸液ポンプの用い方　⑦輸液中の観察と管理
検査	採血・注射の介助
その他	①抑制　②吸入（ネブライザー）　③腰椎穿刺・骨髄穿刺の介助　④入院の取り扱い　⑤退院指導

ているためである．

（4）実習項目

受け持ち患児の日常生活援助の項目を中心に実施．おもな実習項目は**表Ⅱ-25**に示す．

3）臨地実習の展開

（1）実習開始前の準備

① 感染症の抗体価については，入学前に抗体価を調査し，抗体価の低いものについては，3年次になるまでに予防接種をし，実習に臨むようにしている．
　また便一般のチェックも3年次実習前に行い，学生自身が感染源にならないように心がけている．

② 事前学習

1・2年次の既習学習ではあるが，実習をスムーズに実施し学習効果を上げるために，以下の内容については事前学習課題としている．事前課題は春期休暇中に学習することを目的に，2年次終了時点で提示している．

　a）小児と家族の発達段階と発達課題
　b）成長・発達の評価（パーセンタイル値，カウプ・ローレル指数，デンバー式発達スクリーニング評価など）
　c）成長発達に応じたコミュニケーションの方法
　d）小児の安全を守る技術（事故防止・感染防止）
　e）小児に多い疾患（解剖生理を踏まえた病態生理の理解，一般的な治療：薬物療法，検査と看護，関連図）：気管支喘息，肺炎，気管支炎，胃腸炎，川崎病，ネフローゼ症候群，アレルギー性紫斑病
　f）援助計画の立案（バイタルサイン測定，環境整備，清拭と更衣，入浴，食事（ミルク・離乳食），排泄の援助，吸入，内服薬の援助，輸液中の観察項目）
　g）小児に多くみられる症状とメカニズム・看護，観察項目
　h）2歳6カ月児の男児のバイタルサイン測定，フィジカルアセスメントの方法，留意点，観察項目，輸液中の安全についての演習

なお，h）については演習項目であるため，病棟実習前の学内実習日に，グループごとに実習室で演習を実施する．演習にあたっては，援助計画を立案させ演習に臨ませている．

③ ガイダンス

3年次4月に小児看護学実習におけるガイダンスを全体に実施し，目標，実習内容，展開方法，留意事項等について周知徹底を図る．その後，各グループの実習開始前にグループごとに再度内容の確認をし，徹底を図る．同時に指導者に選択してもらった受け持ち患児について情報提供を行い，決定する．

表Ⅱ-26　幼稚園実習内容

行動目標	実習方法
1）幼稚園での園児の活動を観察し，一般的な成長発達と比較することができる	1）3・4・5歳児クラスに1日ずつ入り，幼稚園教諭の指導・監督のもとに行動する 2）幼稚園教諭の園児への成長発達に応じたかかわり方を観察する 3）体験を通して幼児期の活動（食事，排泄，清潔，衣服の着脱，活動の自立，言語の発達）を観察する 4）成長発達に応じたコミュニケーションの方法を選択しかかわる 5）集団活動を通して観察した結果を，一般的な成長発達と比較し，アセスメントする 6）アセスメントの際には，ヘンダーソンの項目（食事，排泄，姿勢，衣服の着脱，環境，コミュニケーション，遊び，学習）の充足状態を踏まえて行動計画表に記述する．その際，下記の内容を踏まえて記述する 　（1）形態的発達 　　　身体的発達（身長，体重，四肢，身体バランス，歯） 　（2）機能的発達 　　　生理機能（呼吸，消化，腎機能・水分代謝，免疫，神経） 　（3）運動機能の発達 　　　機能（粗大運動，微細運動） 　（4）心理・社会的発達 　　　①情緒（ブリッジェスの情緒の分化） 　　　②言語 　　　③社会性 　　　④認知（ピアジェの認知発達）・思考・記憶 　　　⑤遊び 　（5）発達課題
2）幼児期の成長発達に応じた遊びを指導のもとに実践することができる	1）成長発達を促すための遊びを幼稚園教諭の指導・監督のもとに見学および一部実践する 　（1）成長発達を促すための遊び 　　　①遊びの意義 　　　②成長発達に適した遊びの種類 　　　③成長発達に適した遊具・玩具の選択 　　　④遊びの実際 　　　　・興味・関心度・参加度・集中度 　　　　・運動量・下肢や上肢の使い方 　　　　・友人との関係 　　　　・幼稚園教諭とのかかわり方と反応 2）園児の理解度に応じた対応をする 3）具体的に園児の行動を表現する（記録用紙やカンファレンスなど）
3）安全を守るために環境を整えることができる	1）園内・園庭などでの安全を守るための環境（構造・設備など）について観察する 2）安全教育や安全を守るために幼稚園教諭・職員が園児にどのようにかかわっているかを見学する 3）発達段階の特徴を踏まえ，事故防止に必要な行動は何かを考え，実践する． 4）カンファレンスのなかで，安全を守ることの必要性を具体的に表現する．また，共有する 5）感染防止対策として，適時手洗い・含嗽を励行する

(2) 実習内容

① 幼稚園実習
　a）目標：健康な幼児期の成長発達に応じた保育について理解する．
　b）内容・方法（表Ⅱ-26）
② 病棟実習（表Ⅱ-27）

表Ⅱ-27　病棟実習内容

目　標	方　法
1. 健康障害をもつ小児の成長発達に及ぼす影響を最小限にするために必要な援助を理解する．	1）患児の入院前の基本的生活習慣の自立度（食事・睡眠・排泄・清潔・衣服の着脱・活動）を記述する 2）患児にあわせたコミュニケーション方法を選択し，実践できる 3）優先度の高い情報を収集する 4）成長発達に影響を及ぼす因子を表現する 5）成長発達，健康障害，健康段階，入院・治療に基づき根拠を明確にして解釈・分析することができる 　　形態的発達（パーセンタイル値・カウプ指数・ローレル指数），機能的発達（呼吸・循環・消火器・体温調節・腎機能・神経・運動反射・免疫・感覚），精神運動発達（デンバー式発達スクリーニング検査），心理・社会的発達（情緒：ブリッジェスの感情の分化，認知：ピアジェ，遊び），解剖生理・病態生理，入院・治療，家族への影響などに基づきかかわりのなかから記述する 6）5）に基づいて統合し，関連図を作成する 7）現在および予測される看護上の問題を記述する 8）看護の方向性を記述する
2. 健康障害や入院が小児や家族に及ぼす影響を踏まえて，必要な援助を実践する	1）具体的で実践可能な援助計画を立案する 2）対象および家族に応じたプリパレーションを実践する 3）対象および家族の反応を確認しながら援助を実践する 4）対象および家族の反応を具体的に記述し，日々，行動計画表・援助計画・看護計画を評価・修正する
3. 日常生活における小児の安全を守ることができる	1）病棟の構造・設備，病棟の特殊性，防災対策について観察し，考察する 2）対象の発達段階に応じて起こしやすい事故を予測して表現する 3）ベッドおよび病室などを安全な環境に整える 4）治療や日常生活における危険行動を予測し，計画を立案し，安全を守るための行動をとる 5）スタンダードプリコーションを実践する 6）体調を整え，患児へ感染させないようにする 7）実践したことを適時報告して，対象の安全を守る
4. 保健医療福祉チームにおける連携の必要性を踏まえ，看護の役割を理解する	1）保健医療福祉チームの連携の必要性をカンファレンスや記録において表現する 2）対象および家族への継続した看護の必要性を表現する 3）小児看護における看護の役割について表現する

表Ⅱ-28 幼稚園実習の具体的展開

実習日	おもな内容
1日目	・挨拶，職員紹介，行動計画表の発表，園内オリエンテーション ・3・4・5歳児の保育の実際の見学および一部実施（昼食は園児とともに） ・保育後の清掃，振り返り ・カンファレンス：『幼児期の安全について』 ・振り返り
2日目	・朝の挨拶，各クラスへ ※以後，1日目に準ずる ・カンファレンス：『幼児期の遊びの意義について』
3日目	＜学内実習＞ ※2日間のまとめと，課題（遊び）をもち，保育を実践するための確認，また病棟実習に臨むための準備を行うため，学内実習としている ・課題（遊び）をもち，保育を実践するための準備 ・病棟実習の準備，演習（バイタルサインの演習等）
4日目	※内容は，1日目，3日目に準ずる． ・カンファレンス：『幼児期の成長発達に応じた保育について』

（3）具体的展開

①幼稚園実習（表Ⅱ-28）

幼稚園実習は4日間として組んでいるが，3日目は学内実習であり，2日間のまとめと，次週の病棟実習の準備にあてている．

学生は，3・4・5歳児の各クラスを交代で1日ずつ実習し，成長発達の違いを理解・実感できるように配慮し組んでいる．

②病棟実習（表Ⅱ-29）

（4）カンファレンス

小児看護学実習で習得してほしい内容についてテーマを精選し，幼稚園実習，病棟実習において，必ずカンファレンスを実施するよう義務づけている．時間は毎日30分間．テーマについては，表Ⅱ-28，29参照．

このなかで，病棟実習の3～6日目には「受け持ち患児の看護計画の検討」を行い，看護問題をどのように把握しているか，また看護展開をどのように行おうと考えているか発表させている．発表することで思考の整理ができ，看護の方向性を明確にすることをねらいとしている．また，受け持ち患児以外の他の患児の状況や看護問題にも目が向けられるため，共有学習の場となり広い視野から小児看護を考えられることになる．さらに，臨床指導者や教員の考えや意見を聴くことで，看護に深さが加わり，小児看護の本質に触れる機会ともなる．

このように，学内で学習した内容を臨地実習で得た具体例と結びつけることで，内容がより確かなものとして，統合される機会となる．

表Ⅱ-29　病棟実習の具体的展開

実習日	内　容	記録用紙
1日目	・病棟挨拶，病棟オリエンテーション ・受け持ち患児紹介，説明書・同意書 ・観察・診療記録などからの情報収集と解釈 ・バイタルサインの測定，かかわり方，清拭，食事など援助の見学，援助の一部実践 ・プレイルームでの安全対策 ・家族との情報交換・情報収集，同意書の確認（必要時），報告 ・カンファレンス：『生活の場や治療における患児の安全を守るための関わり』 ・振り返り	行動計画表 説明書・同意書 個人情報保護用紙 小児看護学実習記録用紙Ⅰ-1 受け持ち患者記録Ⅰ-2 受け持ち患者記録Ⅱ
2日目	・受け持ち患児の看護 　援助の見学や一部実施を通して情報収集を行う ・カンファレンス：『健康障害や入院が患児および家族に及ぼす影響について』	行動計画表 小児看護学実習記録用紙Ⅰ-1 受け持ち患者記録Ⅰ-2 受け持ち患者記録Ⅱ・Ⅲ
3〜6日目	・受け持ち患児の看護 　援助を実施しながら，情報収集を行い全体像を把握する 　看護問題を明確にし，看護計画を立案する ・カンファレンス：『看護計画の検討』 　　　　　　　　　『入院している患児の遊びについて』	行動計画表 小児看護学実習記録用紙Ⅰ-1 受け持ち患者記録Ⅰ-2 受け持ち患者記録Ⅱ・Ⅲ ※受け持ち患者記録Ⅱ・Ⅲの検討 ※受け持ち患者記録Ⅳ・Ⅴ・Ⅵの検討
7〜9日目	・受け持ち患児の看護 　看護計画に基づいた看護を実践し，評価を行う ・カンファレンス：『保健医療福祉チームの連携の必要性について』他 ・評価面接（最終日）：実習の評価，助言を受ける	行動計画表 小児看護学実習記録用紙Ⅰ-1 受け持ち患者記録Ⅱ・Ⅲ・Ⅳ・Ⅴ・Ⅵ

（5）実習記録

①幼稚園実習

行動計画表（飲食，排泄，姿勢，衣服，清潔，環境，遊び）を使用する．

②病棟実習

以下の実習記録を使用する（表Ⅱ-30）．

　　a）行動計画表
　　b）小児看護学実習記録用紙Ⅰ-1，受け持ち患者記録Ⅰ-2（情報収集用紙）
　　c）受け持ち患者記録Ⅱ（基本的欲求に沿った情報収集，解釈）
　　d）受け持ち患者記録Ⅲ（関連図）
　　e）受け持ち患者記録Ⅳ（アセスメント用紙）

f) 受け持ち患者記録Ⅴ（問題リスト用紙）
g) 受け持ち患者記録Ⅵ（看護計画，実施，評価）
h) プロセスレコード（必要時）
i) 評価表

　看護過程の展開はヘンダーソンの看護理論に基づいて行っている．小児看護実習においても，実習時に受け持ち患児の看護展開をさせているので，記録も他の領域とほぼ同じものを使用している．

　ただし，小児看護学実習特有のものとしてb)で挙げた記録用紙Ⅰ-1がある．その内容からは，予防接種状況の把握や発達段階・発達課題が把握できるようになっている．また発達段階・発達課題の項は，児だけでなく家族の状況も把握するようにしている．入院によって生活パターンにどのように影響しているかを把握するため，入院前と入院後の生活パターンが把握できるようにしている．

　評価表は，20項目に分けられる．幼稚園実習に関するもの3項目，学生としての態度の部分が2項目である．受け持ち患児の看護展開については15項目であり，対象理解7項目，計画・実施・評価8項目に分けている．1項目5点として配分し計100点，60点以上を合格としている．

（6）実習指導体制

①幼稚園実習

　実習の窓口になるのは主任であり，各クラスの指導については，各クラスの担当が責任をもって指導する体制となっている．教員は，各クラスを回りながら，学生の動きを観察し，指導にあたっている．

②病棟実習

　原則として病棟に1名の専任の臨床指導者がおり，教員と協力して指導にあたっている．
　臨床指導者とは，事前に連絡し，受け持ち患児の選択を依頼している．実習時は，毎朝行動計画を発表させるが，そのとき指導者とともに，行動計画が目標とあっているか，具体的な行動になっているか，患児の現在の状況に適しているかなどをチェックし，指導・調整を行っている．

　児への援助時は，臨床指導者か教員同行のもとで行わせているため，朝の行動計画時に，どの学生の援助に同行するかを，指導者と調整を行う．

　実習最終日には，学生の自己評価をもとに，臨床指導者教員と三者で評価面接を行い，学生自身の小児看護学実習の達成度を聞くとともに，教員，指導者側の気がついたことや今後の課題に対する助言を学生に伝え，両者の差がないように調整を行う．

　実習終了後，指導者からの最終評価を書面でもらい，それを参考に最終提出された記録の内容も考慮し，教員が最終評価を行う．記録返還時に学生には評価を教員から伝えている．

（7）提出物

①実習前

小児看護学実習における「自己の課題」を簡潔に記載したものを提出する．前回の実習の評価をもとに，今回の実習では何を課題とするか明確にし，実習に臨ませるようにしている．たとえば，前回患者とコミュニケーションがうまくとれなかった学生は，今回コミュニケーションをとれるようにするなどである．

②実習後

前述した記録用紙 a）～h）・評価表・出欠席表，そして自己の課題の達成度を自己評価した「自己の課題」をあわせて提出する．

（8）看護技術経験項目

看護技術の経験は，厚生労働省から提示されている「看護師教育と卒業時の到達度」の技術項目や水準をもとに，全領域（基礎看護学実習Ⅰを除く）で使用できるよう技術経験録を作成している．小児看護学実習においては，水準Ⅰの卒業時に単独で実施できる技術が中心になるが，この経験録を使用して技術の習得とチェックを行うようにしている．

（9）実習展開上の留意事項

①安全確保

小児看護実習においての留意事項の第一は，判断力のない子どもたちの安全をいかに守るかということである．感染予防のための実習前の感染症抗体価チェックや便一般チェックはもちろんであるが，学生自身の安全も考え，受け持ち患児の選定にあたっては，感染症の児は受け持たないこととしている．

事故防止については，ガイダンスおよびカンファレンスを徹底し，小児に起こりやすい事故とその予防，看護者のあり方について繰り返し学習し，予防に努めるようにしている．

また，児とのコミュニケーションをとりやすく，名前を覚えてもらうために，名札はひらがなとし，安全を考えて胸に縫い付けるようにしている．

②受け持ち患児の選定

入院日数が短縮化されていくなかで，病棟実習の9日間を1人の受け持ち患児にすることは困難もあるが，選定にあたっては，感染症がなく，9日間続けて受け持ちができそうな患児を選定してもらうように依頼している．

③服装

幼稚園実習では，活動しやすい服装（トレーニングウェア），上履きは白の運動靴・バレエシューズと指定している．トレーニングウェアの上にエプロンを着用させている．そのエプロンは，子どもとのコミュニケーションがとれやすく，安全面を考慮したエプロンを選択するように指導している．名札は同じくひらがなとし，安全を考えて胸に縫い付けるようにしている．

病棟実習は，ユニフォーム着用であるが，名札はひらがなとし，安全を考えて胸に縫い

付けるようにしている．

■参考文献
1）厚生労働省：看護基礎教育の充実に関する検討会報告書，2007．
2）厚生労働省：看護基礎教育における技術教育の在り方に関する検討会報告書，2003．
3）西田志穂：子どもが減少するなか，今後の臨地実習にどう挑むか．看護学雑誌，71(5)：434～438，2007．
4）三浦清世美・他：小児看護学実習に実習指導の実際と課題．看護展望，27(10)：100～107，2002．
5）小室佳文・他：急性期医療施設における小児看護学実習—子どもとの関係づくりへの支援—．看護展望，27(11)：84～90，2002．
6）石塚睦子・他：本校における科目の構成と教育内容．東京医科大学看護専門学校紀要，15(1)：21～46，2005．

表Ⅱ-30 実習記録用紙類

行 動 計 画 表

平成　年　月　日（　）No._____　　　　　　　　　　　　　　　　　　　学籍番号_____　氏名_____

本日の目標

時　間	1日の行動計画	実　施	評　価

小児看護学実習 記録用紙 Ⅰ-1

第_____期生　学籍番号_____　氏名_____

氏名	年齢	歳　カ月	性別	入院までの経過	
既往歴 (現在の疾患に関するもの)	予防接種 ポリオ（未・済）日本脳炎（未・済）BCG（未・済） 三種混合（未・済）流行性耳下腺炎（未・済） 麻疹（未・済）風疹（未・済）水痘（未・済） MR（済）インフルエンザ（未・済）			受け持ちまでの経過	
診断名		健康段階			
		系疾患			
発達段階・発達課題 (子ども)					
(家族)					
(入院前) 生活パターン　朝……………昼………………夕……… (入院後)					

I-2　メモ用紙

学籍番号　　　　　氏名

受け持ち患者記録　Ⅱ

氏名＿＿＿＿＿＿

		現在の状態	
		主観的情報（S情報）	客観的情報（O情報）	解　釈
健康時（入院前）				
基本的欲求				

受け持ち患者記録 Ⅲ （関連図）

氏名

看護の方向性（看護目標）

受け持ち患者記録　Ⅳ

氏名_____

主観的情報（S情報）	客観的情報（O情報）	解釈・分析（アセスメント）	看護上の問題

受け持ち患者記録　V

氏名 _____

問題リスト	

月日	

受け持ち患者記録　Ⅵ

氏名 _____

看護上の問題				
長期目標				
短期目標	期間設定	看護計画（O.T.E）・修正, 追加	実　施	評　価

小児看護学実習　評価表

実習期間：平成　　年　　月　　日～　　月　　日　　　　実習施設＿＿＿＿＿＿＿＿＿＿

＿＿＿＿期生　学籍番号＿＿＿＿＿＿＿　氏名＿＿＿＿＿＿＿＿＿

	評 価 項 目	学生評価 5 4 3 2 1	教員評価 5 4 3 2 1	備　考
幼稚園	1．幼稚園での園児の活動を観察し，一般的な成長発達と比較することができる			
	2．幼児期の成長発達に応じた遊びを指導のもとに実践することができる			
	3．安全を守るために必要な環境を考察することができる			
対象理解	4．入院前と入院後の日常生活リズムの変化を記述することができる			
	5．成長発達に応じた対象とのコミュニケーションの方法を選択することができる			
	6．優先度を踏まえた情報を収集することができる			
	7．成長発達，健康障害，健康段階，入院・治療が患児に及ぼす影響を踏まえて解釈・分析することができる			
	8．得られた情報を統合し，関連図を作成することができる			
	9．現在および予測される看護上の問題を抽出することができる			
	10．看護の方向性を記述することができる			
計画・実施・評価	11．具体的で実践可能な援助・看護計画を立案することができる			
	12．対象に応じたプリパレーションを実践することができる			
	13．対象および家族の反応を確認しながら実践することができる			
	14．成長発達を踏まえて起こしやすい事故を予測することができる			
	15．対象に応じた安全な環境を調整することができる			
	16．実践したことを適時報告することができる			
	17．実施した看護を日々，評価・修正することができる			
	18．保健医療福祉チームの連携の必要性を説明することができる			
態度	19．指導内容を前向きに受け止め，積極的に実習に取り組むことができる（人の話を聞く，協調性のある行動，記録をする）			
	20．学習課題を明らかにし，学生として責任ある行動をとることができる（報告・連絡・相談・身だしなみ・言葉遣い・健康管理）			
	合　　　計			学生評価
出席すべき時間：90時間	欠席時間：　　　時間	遅刻：　　分　早退：　　分		教員評価

（学生自己評価）	（臨地実習指導者評価）	（担当教員総合評価）
	評価者　　　　　　　印	評価者　　　　　　　印

（評価基準）　5：助言がなくできる　4：少しの助言を受けてできる　3：かなりの助言を受けてできる
　　　　　　　2：助言を受けてもできないことが多い　1：助言を受けてもできない
（総合評価）　A：80点以上　B：70～79点　C：60～69点　D：60点未満

4 母性看護学

1）臨地実習の目的・目標

表Ⅱ-31 母性看護学科目構成

専門分野Ⅱ	単位数	学年	時期
母性看護学概論	1	1	後期
妊娠期と分娩期	1	2	前期
産褥期と新生児の看護	1	2	後期
周産期の事例演習	1	2	後期
母性看護学実習	2	2・3	2年後期〜3年後期

（1）看護基礎教育における臨地実習の目的

対象の個別性，健康レベルに応じた看護を実践するための基礎的能力を養う．

目標
① 看護を実践するための科学的根拠に基づいた知識・技術・態度を修得する．
② 保健医療チームの一員としての役割と責任を理解する．
③ 専門職業人として自己研鑽に努め，自己の看護観を育む．

（2）臨地実習の考え方

臨地実習は授業の1つと考える．ここでは科学的根拠に基づいた看護を実践するための問題解決能力を習得する必要がある．看護活動が展開されている実践現場で対象者とかかわることを通して，健康問題を抱える人間を全人的に理解し，看護師として専門的な知識・技術・態度を統合させて学びを深める．

看護専門職としての倫理的配慮や科学的根拠に基づいた看護を展開する能力，判断力の向上を目指す．そして，自己の課題を明確にして主体的に責任のある意思決定ができる看護実践能力を身につけることをねらう．

（3）「専門分野Ⅱ」の実習目的

「専門分野Ⅱ」では，看護学において，看護の対象および目的の理解，予防，健康の回復，

保持増進および疾病，障害を有する人々に対する看護の方法を学ぶことをねらいとしている．老年看護学実習，成人看護学実習，小児看護学実習，母性看護学実習，精神看護学実習ではそれぞれの領域において健康障害時の看護，母性看護学ではウェルネスの考え方で対象を捉えて看護を実践する．

（4）母性看護学の実習

目的

妊婦・産婦・褥婦および新生児とその家族を理解し，対象に必要な看護が提供できるための基礎的能力を養う．

ライフステージにおける女性の健康と健康障害について理解する．

目標

① 妊婦の生理的な経過と必要な保健指導が理解できる．
　a）妊婦の生理的な経過が述べられる．
　b）妊婦の心理的・社会的変化が述べられる．
　c）妊娠各期の日常生活が述べられる．
② 産婦の苦痛緩和を通して，生命誕生の喜び・生命の尊厳について考えることができる．
　a）分娩期の経過を説明できる．
　b）分娩進行状況にあわせた看護が述べられる．
　c）出産をともに喜ぶことができ，生命の尊厳や自己の存在について考えることができる．
③ 産婦の生理的変化と心理的変化について理解できる．
　a）産褥期の経過が述べられる．
　b）褥婦の心理的変化が述べられる．
④ 褥婦の健康生活の維持と母子関係成立への援助ができる．
　a）産褥期の性器および全身の復古への援助ができる．
　b）泌乳機能促進の援助ができる．
　c）育児技術獲得への援助ができる．
　d）新しい家族を迎える家族の適応について考えることができる．
⑤ 新生児の胎外生活適応への援助ができる．
　a）新生児の観察から健康状態のアセスメントができる．
　b）新生児の日常生活への看護ができる．
⑥ 地域における母子保健活動について理解できる．
　a）地域における子育て事情について理解できる．
　b）知己における子育て支援について理解できる．
⑦ ライフステージにある女性の健康障害について理解できる．
　a）思春期・成熟期・更年期・老年期のおもな健康障害の主訴・症状について理解できる．

表Ⅱ-32 実習項目　　　　　　（見学）を除きすべて実施する

妊婦の健康診査	①母子健康手帳の活用 ②妊産婦保健指導 ③レオポルド触診法 ④子宮底長測定 ⑤内診の介助
産婦の観察・指導	①補助動作・呼吸法などの産痛緩和 ②陣痛測定・分娩の進行状態 ③パルトグラムの活用 ④カンガルーケア
褥婦の観察・指導	①悪露交換 ②乳房マッサージと授乳指導 ③産褥体操 ④退院指導 ⑤家族計画指導（見学）
新生児の看護	①バイタルサイン測定 ②沐浴 ③おむつ交換・寝衣交換 ④授乳・哺乳方法 ⑤黄疸測定 ⑥身体計測
集団健康教育	①母親学級・両親学級 ②子ども家庭支援センターでの健康教育

＊ハイリスクの妊産褥婦，新生児，帝王切開の対象については，担当教員または指導者とともに観察やケアを行う．

　　b）婦人科外来におけるおもな処置，治療，検査が理解できる．
⑧　看護学生として節度ある態度で実習に臨むことができる．
　　a）積極的に計画性をもって取り組むことができる．
　　b）相手を尊重した態度がとれる．
　　c）責任をもって行動ができる．
　　d）自己の健康管理ができる．
　　e）他者との協調ができる．
　　f）自己を振り返り，自己の課題を明確にできる．

2）臨地実習の展開

（1）臨地実習開始前の準備

①事前学習
　　a）妊婦・産婦・褥婦・新生児の身体的，心理的特徴
　　b）妊婦・産婦・褥婦・新生児に必要なおもな検査，保健指導とケア

c）性周期とホルモンの作用
　　　d）ベビー人形での沐浴演習（おむつ交換・寝衣交換含む）
　　　e）レオポルド触診法，子宮底長，腹囲計測演習
　　　f）0〜5歳の児と母親へのテーマを決め健康教育指導案作成
　　　g）「臨地実習カード」の記入；「臨地実習カード」は，母性看護学実習で学生各自が学びたいこと，教員に伝えたいこと，実習に臨むに当たり自分が準備したことなどを記入し，実習担当教員と面接をする．

②教員の準備
　　　a）事前学習の内容チェック，とくに観察の視点をみる．
　　　b）ベビー人形での沐浴技術のチェック
　　　c）レオポルド触診法，子宮底長，腹囲計測のチェック
　　　d）健康教育指導案作成の指導
　　　e）臨床指導者との打ち合わせ（実習指導者の確認，分娩状況，実習日程確認，実習学生の状況等）
　　　f）受け持ち妊産褥婦同意書の記入確認
　　　g）実習中に使用する記録用紙の確認
　　　h）実習生の感染症・免疫，抗体の確認：麻疹，風疹，インフルエンザ，水疱瘡，B型・C型肝炎抗体のチェック，時期的に流行している感染症のチェックと病棟への必要な情報提供

（2）実習開始から終了まで

①実習初日のガイダンス
　　　a）病棟オリエンテーション
●実習指導者または教員実施
　　・病棟の配置・構造，物品の場所，病棟の日課，週間，月間予定
　　・病棟の面会時間，子どもの面会制限など
　　・看護体制，病棟の診療に関する記録，看護記録

表Ⅱ-33　実習のスケジュール　1グループ：5〜6人

	月	火	水	木	金
1週目			直前オリエンテーション	病棟	病棟
					外来
2週目	病棟	病棟	病棟	病棟	外来
	子ども支援センター	子ども支援センター	新生児	新生児	病棟
3週目	子ども支援センター	子ども支援センター	新生児	新生児	
	病棟	病棟		病棟	

実習中のカンファレンスは学生がテーマを決めて毎日実施する．
実習最終日は各自の実習全体のまとめと振り返りをする．

- パソコンからのデータ入手について
- 個人情報，守秘義務について
- 褥婦・妊産婦，新生児の特徴
- 母性病棟における安全，起こりやすい事故について
- 分娩室での分娩疑似体験
- 陣痛室，分娩室で監視装置の装着，陣痛の波形観察のしかた
- 感染症の取り扱いについて

②**指導体制**

　実習中，病棟側では実習指導者1名が学生担当として病棟の受け持ち妊産褥婦や入院中の妊産婦の援助にかかわる．新生児室実習は教員が指導にあたる．

　産婦人科，助産師外来実習は，外来担当スタッフが指導にあたる．

　ａ）受け持ち妊産褥婦の承諾について

　受け持ち対象には，あらかじめ実習する学生人数と日程を知らせ，家族や妊産褥婦に病棟師長，主任，指導者から学生が受け持つことを打診してもらう．了解を得た対象に実習初日に面接をして実習期間または入院期間に受け持つことの承諾を必ず得る．その場合，学生と教員が書面で説明する．

　実習病院では，看護学生が臨地実習で入院患者を受け持ち，実習することを病院の掲示板に示し，教育病院であるために，医学教育，看護教育に理解を求めている．

　病棟でも，掲示板に看護学生の実習に理解と協力の掲示がしてある．

　ｂ）実習中の事故について

　実習中の学生の事故報告ルートは，病院側と話し合い取り決めている．

　アクシデント，インシデントレポートは振り返りを教員や指導者とともに行う．そして，教員指導がどうであったのか，教員自身の振り返りについても，実習調整者，教務主任などと行う．

③**子ども家庭支援センター（地域実習）での実習**

　子ども，母親を対象に時期や対象のニーズに合わせた健康教育に関するテーマを学生が決めて，実施する．

（3）実習記録用紙

　表Ⅱ-34 参照

表Ⅱ-34 実習記録用紙類

母性看護学記録Ⅰ　　　　学籍番号_____　　学生氏名_____

	年齢	職業	血液型	アレルギー
	歳		型 RH（＋ －）	HBs抗原（＋ －）　HCV（　） TPHA（　）　HIV（　）
家族構成・家族歴	既往歴 月経歴・家族計画 ・初経　　歳 ・周期　　日　　間 　　順　　不順 ・随伴症状 ・基礎体温 ・避妊計画		生活習慣 ・食事　　　・嗜好 ・排泄：便　　回／日　　尿　　回／日 ・睡眠　　　時間／日 ・日常生活パターン ├──────────────────────┤	

入院時の所見

①入院年月日　H　年　月　日（　）　時　分
②入院時診断：　　週　　日
③陣　　痛：　有　無　初発：　月　日　時　分　現在：発作　秒　間欠　分
④破　　水：　有　無　　　　　　　月　日　時　分
⑤羊水露出：　有　無　⑥羊水混濁：　有　無
⑦一般状態：体温　　℃　脈拍　　回／分　血圧　　／　　mmHg
⑧　尿　：蛋白（　）・糖（　）　⑨浮腫：下肢（　）手指（　）その他（　）
⑩腹　　囲：　　　cm　⑪子宮底：　　cm

今回の妊娠経過

・予定日：H　年　月　日　・最終月経：　年　月　日から　日間
・母親学級受講：　有　無　・身長　　cm　・体重：　　kg（非妊時　　kg）妊娠悪阻

	月／日	妊娠週数	子宮底長	腹囲	血圧	浮腫	尿蛋白	尿糖	体重	検査等
前期	／				／					
	／				／					
中期	／				／					
	／				／					
後期	／				／					
	／				／					

既往妊娠・分娩・産褥歴

	妊娠分娩年	週数	分娩様式	流産	妊娠～産褥の経過	性別	生下時体重	現在の健・否
1								
2								
3								
4								

表Ⅱ-34 つづき

産褥クリニカルパス

〈問題リスト〉 #1 子宮復古過程　#2 母親役割獲得過程　#3 効果的な母児同室　#4 母乳栄養確立過程

アウトカム	□母児ともに安全に分娩できる	□入院生活のイメージができる □子宮復古が順調である □授乳の見通しがもてる		□分娩体験を振り返ることができる □現在までの赤ちゃんの様子がわかる □退院後の生活をイメージできる			
日程	入院（分娩第Ⅰ期・破水）	産褥0日目	産褥1日目	産褥2日目	産褥3日目	産褥4日目（経産婦）	産褥5日目（経産婦退院）（初産婦）	産褥6日目（初産婦退院）
診察	○内診					退院診察（経産婦） ○内診	退院診察（初産婦） ○内診	
検査	○採血適宜			○血液検査	産褥診察 ○尿検査 ○体重測定 ○血圧測定		○血圧測定 （退院日）	○血圧測定 （退院日）
内服		○産後薬 抗生剤 抗炎症剤 子宮収縮剤	○服薬確認	○服薬確認	○服薬確認	○服薬確認	○服薬確認	○服薬確認
食事	○妊婦食	○産科食		○祝膳				
排泄	○トイレ							
清潔	○破水→清拭　○未破水→シャワー		○シャワー浴					
観察	○V/S（初回歩行時） ①子宮収縮状態 ②悪露の量・性状 ③後陣痛の有無・程度 ④創状態 ⑤排泄状態 ⑥食事・水分摂取情況 ⑦睡眠・休息状況 ⑧乳管開通の状況 ⑨乳汁分泌状況 ⑩乳頭・乳輪の状態 ⑪言動・表情状態 ⑫児の状態	○KT・P（13） ①〜⑫	○KT・P（13） ①〜⑫	○KT・P（13） ①〜⑫	○KT・P（13） ①〜⑫	○KT・P（13） ①〜⑫	○KT・P（3） ①〜⑫	○KT・P（13） ①〜⑫
看護 ケア		○初回歩行時付き添い ○カンガルーケア ○分娩後オリエンテーション	○出産の振返り ○乳管開通 ○1日目オリエンテーション ○初回授乳指導	○母児同室指導				
看護 指導					○沐浴見学	○沐浴指導		
					○調乳指導（月・木）		○退院・家族計画指導（火・金）	

93

表Ⅱ-34 つづき

分娩時記録

母性1号紙

	事　項	月／日	時　分	処置・その他	分娩所要時間	
分娩経過	陣痛開始	／	：	自然・人工（誘発・促進）		
	全開大	／	：		Ⅰ期　　時間　　分	
	破　水	／	：	自然・人工	Ⅱ期　　時間　　分	
	児娩出	／	：	第（1・2）	Ⅲ期　　時間　　分	
	胎盤娩出	／	：	シュルツ式・ダンカン式・混合 （自然・軽圧・用手）	計　　　時間　　分	

・会陰切開：　無　・　有（　　　　　）
・会陰裂傷：　無　・　有（部位　　　　　　　）　縫合　　　針
・全出血量：　　　ml　＋　　　g　（分娩直後　　　ml　分娩2H後　　　ml）
・子宮底　　　　cm　　　硬・中・軟

新生児記録

Apgar Score　1分後（　　）　5分後（　　）

	数	単・多
新生児所見	性別	男・女
	生・死	生・死
	体重	kg
	身長	cm
	胸囲	cm
	頭囲	cm

点数	0	1	2
心拍数	なし	100以下	100以上
呼吸	なし	弱々しく泣く	活発に泣く
筋緊張	だらんとしている	四肢をやや屈曲	四肢活発
反射	なし	顔をしかめる	泣く
皮膚色	全身蒼白	四肢チアノーゼ	全身ピンク

胎盤所見

娩出方法	自然　・　軽圧　・　用手剥離		
卵膜	質：強・中・脆　欠損：有　無　列口：中央・側方　大きさ　　cm		
臍帯	長さ（　）cm　太さ（　）×（　）cm　結節：無・有（真　偽）		
	券絡：無・有（　部　回）　付着：中央・側方・返縁・卵膜		
胎盤	形状：円形・楕円形	副胎盤：無　・　有　大きさ（　　　）	
	大きさ（　）×（　）cm	分葉：著明　・　不明	
	厚さ：（　）×（　）cm	欠損：　石灰沈着：有・無　梗塞：有・無	
	重量：　　g　色：母体面（　　　）胎児面（　　　）		
羊水	量：少　中　多　混濁：（＋　－）　悪臭：（＋　－）		

表Ⅱ-34 つづき

母性看護学2号紙　　　　　　　　　　　　　　　　　　　　　　　　　　　　　母性2号紙

産 褥 経 過 記 録

学籍番号_____　学生氏名_____

	暦　日	／　（　）	／　（　）
	産褥経過日	日	日
乳房状態	緊満・分泌 乳管開通 疼痛 その他		
子宮 悪露	子宮底 収縮状態 後陣痛 色・量 凝血・混入物		
外陰部	発赤・腫脹 うっ血・離開 疼痛		
身体・心理面	バイタルサイン 疲労・倦怠感 不安・喜び 母子相互作用 その他		
アセスメント	妊娠中アセスメント		

表Ⅱ-34 つづき

行動計画表 1

実習日　月　日（　）　　学籍番号　H　　学生氏名　　6号紙-1				
本日の目標		本日の目標に対する評価		
1日の行動計画	実施方法・留意点	実施・結果	考察	
			本日の感想	

表Ⅱ-34 つづき

新 生 児 体 温 表

氏名			診断	出生時体重　　　　　g			備　考	
				在胎期間　　週　　　日				
平成　　年　　　月　　　日　　　時　　　分生　　　男・女								
暦　日			／（　）	／（　）	／（　）	／（　）	／（　）	K₂シロップ
生　後　日			日	日	日	日	日	／
R	P	T						／
80	180	39						沐浴指導
70	160	38						見学　／
								実施　／
60	140	37						退院指導
50	120	36						母児同室
40	100	35						ガスリー検査
30	80	34						
体　重								臍帯脱落
室内	温度 ℃							
	湿度 ％							
酸素濃度 ％								
身体清潔法								
尿　／尿量								
便　／性状								
T-Bil（ミノルタ）								
臍								
調乳量 mℓ/kg								
哺乳方法								
哺乳	2							
	5							
	8							
	11							
	2							
	5							
	8							
	11							
	計		mℓ	mℓ	mℓ	mℓ	mℓ	
輸液量			mℓ	mℓ	mℓ	mℓ	mℓ	
総水分量			mℓ	mℓ	mℓ	mℓ	mℓ	
バランス								
検査								
その他								

表Ⅱ-34 つづき

臨地実習学習カード　　　　　　　　　　　　担当教員名：

H　年　月　日（　）〜　月　日（　）	科目	
学籍番号：　　　　氏名：		病棟

1. この実習で学びたいこと

2. そのために準備したこと

3. この実習における私の課題

4. 指導者・教員に伝達したいこと

5. 課題の振り返り

（4）提出物

表Ⅱ-35　記録の種類

病棟実習	母性看護学記録Ⅰ 産褥経過記録 行動計画用紙（毎日の記録） 関連図
外来実習	行動計画用紙（毎日の記録）
新生児実習	行動計画用紙（毎日の記録） 新生児経過看護記録
子ども家庭支援センター	行動計画用紙（毎日の記録） レポート 「地域における子育て支援」について （レポート用紙800字以上）
その他	母性看護学実習評価表 看護技術経験チェック表 臨地実習学習カード

①提出方法
・行動計画用紙（毎日の記録）は実習の翌日担当教員に提出
・他の実習記録は実習修了2日後に提出

②提出場所と提出時間
・実習担当教員ボックスに午前9時までに提出

（5）看護技術経験項目

技術チェック表を参考に学生自身がチェックし，教員が確認する（表Ⅱ-36，37）．

表Ⅱ-36 臨地実習において看護学生が行う基本的な看護技術の水準

水準 項目	1. 教員や看護師の助言・指導により学生が単独で実施できるもの	2. 教員や看護師の指導・監視のもとで学生が実施できるもの	3. 学生は原則として看護師・医師の実施を見学するもの
環境調整技術	病室内の環境調整（温度・湿度・換気・採光・臭気・騒音・病室整備），ベッドメーキング，リネン交換	術後ベッドの作成	
食事援助技術	食事介助，栄養状態・体液・電解質バランスの査定 食生活支援	経管栄養法（流動食の注入）	経管栄養法（経鼻胃チューブの挿入）
排泄援助技術	自然排尿・排便援助，便器・尿器の使い方 オムツ交換，失禁ケア，排尿困難時のケア（腹部マッサージなど） ポータブルトイレの排泄介助　膀胱内留置カテーテルの管理 リネン交換	グリセリン浣腸，座薬の挿入，摘便 浣腸，導尿，ストーマ造設者のケア	膀胱内留置カテーテル挿入
呼吸・循環・体温を整える技術	血圧測定（上腕動脈），脈拍測定（橈骨動脈），体温測定（腋窩・直腸），呼吸音の聴取，心音（心拍数）の測定 体位ドレナージ，タッピング，酸素吸入（マスク・経鼻・テント） 呼吸法（腹式呼吸）の指導，スーフル，トリフローの指導 心電図モニターの装着，吸引（口腔・鼻腔）	酸素ボンベの操作 ネブライザー吸入 低圧胸腔内持続吸引中の患者のケア 人工呼吸器装着中の患者のケア	気管内吸引 人工呼吸器の操作 低圧胸腔内持続吸引器の操作
活動・休息援助技術	体位変換，移送（車椅子），歩行・移動の介助（歩行器・杖），安楽な体位の保持，良肢位の保持，ベッドでの起き上がり 入眠・睡眠の援助，安静，廃用性症候群予防	移送（ストレッチャー），関節可動域訓練 ベッド⇔車椅子	
清潔・衣生活援助技術	全身清拭，部分清拭，陰部洗浄，洗髪，口腔ケア，整容 臥床患者の寝衣交換，義歯の手入れ，爪切り，髭剃り	入浴介助 沐浴，輸液ライン・チューブ類のある患者の寝衣交換	
創傷管理技術	包帯法，三角巾の着用，腹帯の着用	創傷の処置，ガーゼ交換	
与薬の技術	経口（錠剤・散薬・顆粒・カプセル） 経皮・外用薬（湿布・軟膏）・点眼の与薬方法	中心静脈栄養の管理 座薬の挿入，輸液ポンプの操作	皮内・皮下・筋肉内・静脈内注射の方法 輸血
救命救急処置技術	意識レベル把握		気道確保，気管挿管，人工呼吸（アンビューバッグ） 閉鎖式心臓マッサージ，除細動器，救急法
感染予防の技術	スタンダードプリコーション，感染性廃棄物の取り扱い	無菌操作	
症状・生体機能管理技術	バイタルサイン（体温・脈拍・呼吸・血圧）の観察，身体計測 症状・病態の観察，検体の採取と取り扱い方（採尿・尿検査），検査時の援助（心電図モニター，パルスオキシメーター，スパイロメーターの使用）	検体の採取と取り扱い方（血糖測定） 検査時の援助（胃カメラ，気管支鏡，腰椎穿刺，12誘導心電図） ＊状況により，水準3でもよい	検体の採取と取り扱い方（採血）
安全管理の技術	療養生活の安全確保，転倒転落・外傷予防，医療事故予防 リスクマネジメント		
安楽確保の技術	体位保持，罨法等身体安楽促進ケア，リラクゼーション		

＊指導技術，コミュニケーション技術はどの項目にも当てはまるので除外してある．
＊症状・生体機能管理技術については観察と判断が伴うものであり具体的な技法ではないが項目として観察の内容として考える．

表II-37 技術チェック表

> **記載注意事項**
> 1. 回数を問わず，下記の（1）（2）（3）の項目を経験したら○を記入する．
>   - （1） 　　単独……教員や看護師の助言・指導により学生が単独で実施できるもの．
>   - （2） 　　指導……教員や看護師の指導・監視のもとで学生が実施できるもの．
>   - （3） 　　見学……学生は原則として看護師・医師の実施を見学するもの．
> 2. すべてボールペンで，記入する．
> 3. 備考欄には，特記すべきことがあれば，記入する．
>   （例……肺癌・呼吸困難・手術前など……）
> 4. 項目ごとの空欄および追加項目の欄には，追加すべき項目があれば（1）（2）（3）の区別をし記入する．

		項　目				母性			備　考
観察	1	呼吸の数と性状							
	2	体温測定	腋窩						
			直腸						
	3	脈拍の数と性状							
	4	血圧測定							
	5	意識レベル							
	6	心音（心拍数）							
	7	症状・病態の観察							
計測	1	身長							
	2	体重							
	3	その他							
安全・感染予防	1	スタンダードプリコーション	手洗い						
	2		手指消毒						
	3	防護用具の装着	ガウン						
	4		手袋						
	5		マスク						
	6	器材・器具の取り扱い（無菌操作）							
	7	感染性廃棄物の取り扱い							
	8	針刺し事故防止							
	9	ベッド柵・ベッドの高さ調整							
記録・報告	1	報告・連絡							

		項　目			母性		備　考
環境調整技術	1	病室内の環境調整					
	2	ベッドメーキング	基本的なもの				
	3		臥床患者				
	4	術後ベッド作成					
食事の援助技術	1	食前の準備					
	2	配膳・下膳					
	3	食事介助	麻痺のある患者				
	4		嚥下障害のある患者				
	5	食事指導					
	6	経管栄養時の観察					
	7	経管栄養	流動食の注入				
	8		経鼻胃チューブの挿入				
	9	栄養状態・電解質バランス査定					
	10	哺乳					
排泄援助技術	1	尿器の使い方					
	2	便器の使い方					
	3	おむつ交換					
	4	ポータブルトイレ介助					
	5	排泄困難時のケア					
	6	グリセリン浣腸					
	7	摘便					
	8	ストマ造設患者のケア					
	9	留置カテーテルの取り扱い	管理				
	10		挿入（導尿含む）				
	11	座薬の挿入					
活動・休息援助技術	1	体位変換					
	2	ベッドでの起き上がり					
	3	歩行介助	歩行器				
	4		松葉杖				
	5	安楽な体位・良肢位の保持					
	6	廃用性症候群の予防					
	7	移送の介助	車椅子				
	8		ストレッチャー				

		項　目				母性			備　考
活動・休息	9	関節可動域訓練							
	10	入眠・睡眠の援助							
清潔・衣生活援助技術	1	手浴							
	2	足浴							
	3	口腔ケア							
	4	全身清拭	臥床患者						
	5	部位清拭							
	6	陰部洗浄							
	7	洗　髪	洗髪台						
	8		臥床患者						
	9	整容（整髪・髭剃り）							
	10	洗面介助							
	11	爪切り							
	12	義歯の手入れ							
	13	寝衣交換	臥床患者						
	14		輸液ライン等のある患者						
	15	入浴介助	自力で入浴できない患者						
	16		沐浴						
呼吸・循環・体温を整える技術	1	酸素吸入	マスク						
	2		ベンチュリーマスク						
	3		経鼻カテーテル						
	4	呼吸法の指導（スーフル・トリフロー）							
	5	口腔・鼻腔の吸引							
	6	体位ドレナージ							
	7	パルスオキシメーターの使用							
	8	酸素ボンベの操作							
	9	ネブライザー吸入							
	10	人工呼吸器	装着中の患者ケア						
	11		操作						
	12	低圧胸腔内持続吸引	患者ケア						
	13		操作						
	14	気管内吸引							
	15	温罨法							

項　目					母性			備　考
呼吸・循環・体温を整える技術	16	冷罨法						
	17	心電図モニターの装着						
創傷管理技術	1	包帯法						
	2	創傷の処置						
	3	ガーゼ交換						
	4	胸・腹帯の着用						
	5	三角巾の着用						
与　薬	1	経口薬の服薬						
	2	経皮・外用薬の与薬						
	3	点眼の与薬						
	4	直腸内与薬の投与						
	5	点滴静脈内注射	観察					
	6		輸液ポンプの操作					
	7		点滴静脈内注射の準備					
	8		静脈内注射の実施					
			中心静脈内栄養					
	9	注射	皮内					
	10		皮下					
	11		筋肉内注射					
	12	インスリン製剤の投与方法						
	13	インスリン製剤投与患者の観察						
	14	薬剤の管理						
	15	輸血の管理						
生体機能管理技術	1	検体の取り扱い	採尿					
	2		採血					
	3	血糖測定						
	4	死後の処置						
	5	検査時の看護	レントゲン単純撮影					
	6		CTスキャン					
	7		MRI					
	8		心エコー					
	9		腹部エコー					

II　臨地実習各論編

		項　目		母性			備　考
指導技術	1	入院時オリエンテーション					
	2	入院時アナムネーゼ聴取					
	3	個別指導					
	4	集団指導					
術前指導	1	深呼吸					
	2	喀痰喀出					
	3	含嗽					
	4	体位変換					
	5	床上排泄					
術前処置	1	除毛					
	2	下痢・浣腸					
	3	更衣					
	4	義歯・貴金属などの除去					
術前準備	1	手術室への移送					
	2	手術室への申し送り					
	3	病室準備					
	4	術後ベッド作成					
術後看護	1	手術室より申し受け					
	2	ICU 申し受け					
	3	観察					
	4	体位変換					
	5	早期離床					
	6	深呼吸指導					
	7	喀痰喀出					
	8	排泄					
	9	清潔					
	10	食事					
	11	点滴管理					
	12	水分出納管理					
	13	胃チューブ管理					
	14	ドレーン管理					

		項　目		母性		備　考
術後看護	15	CVP 測定				
	16	包帯交換介助				
	17	尿量測定				
	18	尿比重測定				
救命救急の技術	1	AED の取り扱い				
	2	意識レベルの把握				
	3	閉胸式心臓マッサージ				
	4	人工呼吸（アンビューバッグ）				
	5	気道確保				
	6	気管内挿管				
	7	止血方法の原理				
追加項目	1					
	2					
	3					
	4					
	5					
	6					
	7					
	8					
	9					
	10					

（6）出欠表

表Ⅱ-38　出席カード

実習期間	～	～	～	～
領域実習	成人Ⅰ	成人Ⅱ	小児	母性
出欠（印）	欠（風邪）	教員印		

出席の場合は担当教員の押印，欠席の場合は欠と記入．

（7）実習病院

① A病院（大学附属病院で急性期病院：621床）
　　母性看護学実習：産婦人科病棟（45床），産婦人科外来，助産師外来
② F施設（公立子ども家庭支援センター）：母性看護学実習

（8）実習展開上の留意事項

a）施設利用
・携帯電話は実習場所に持ち込まない．
・更衣室のロッカーのカギは責任をもって管理し，紛失した場合はただちに教員に届け出る．
・貴重品は持参せずロッカーに入れて施錠すること．
・昼食は各施設で指定された場所でとる．
・自分で出したごみは持ち帰る．
・更衣室を最後に出るときは戸締りをし，エアコン，照明などをオフにして帰る．

b）受け持ち患者の援助時の注意事項
・学生の援助にかかわる内容は必ず実習指導者，担当教員に相談し確認を得る．
・援助は原則として一人で行わない．

c）グループリーダーの役割
・欠席・遅刻・早退などグループの出欠席を把握する．
・担当教員，実習指導者などとの連絡・調整をする．
・実習開始日，実習終了日に病棟に挨拶をする．
・実習が円滑に進行するようにグループメンバー間の調整を図る．

d）事故時の対応
　実習中の事故および実習施設での物品の破損・紛失等が生じた場合はすみやかに実習指導者，担当教員に申し出て対処する．そして，事故報告書（ヒヤリハット）を提出する．

e）実習態度
・患者から金品を受け取らない．
・健康管理には十分注意する．
・看護学生としての自覚をもち，態度や言葉遣いに気をつける．

・実習目的以外に，患者と個人的なかかわりをしない．
・実習場所を離れるときは許可を得，戻ったときは報告する．
・意欲的に実習に臨み，挨拶をする．
f）守秘義務
・患者の秘密・情報は絶対に口外してはならない．
・患者の病状や指示について，勝手に答えない．
・患者情報の記録類は指定の場所から持ち出さない．
・実習記録には，患者が特定されるような記載をしてはならない．
・実習記録やメモの記録類は責任をもって保管する．

（9）評価について

実習評価は以下のことを統合して行う．
① 実習内容および実習記録内容
　各領域の看護学実習評価表に基づき評価をする．
② 出席時間
　実習時間の4/5以上を出席した場合は評価の対象となる．
③ 実習評価はA・B・C評価とし，D評価は再実習となる．

5 精神看護学

1）教育課程の考え方－学習目的・学習目標，科目構造－

　精神看護の対象はすべての人間である．人間とは，環境と相互作用しながら，自己実現に向けて発達している存在である．その発達の過程において，人間は困難や障害に直面する．そして，困難や障害に対処するため，多くの試みがなされ，ある種の適応がなされるか，または，危機状態になることもある．とくに，自我機能の脆弱などによっては，危機状態になりやすく，さまざまな症状を引き起こすことになる．

　精神看護では，その状態を治療的人間関係技術を用いて理解し，背景にあるニードや課題を，看護の対象本人が気づき，充たしていく過程をサポートする．

　その過程において，看護者はたえず，看護の対象に関心をもち，自己の感性を生かし，参加観察によって状態を理解しながら，あきらめずに寄り添い，環境を整えるためのかかわりを続けることが大切である．

　それは，看護の対象自らが，自己実現に向けて発達していこうとする機会の提供であり，ニードの熟成を待つということである．

　また，精神看護を行う者自身が，自らのニードや課題に直面しながら実践するのであるから，自己理解・自己管理を行い自己活用するということも踏まえておかなければならない．

（1）学習目的

　看護の対象がニード・課題を明確にし，よりよい精神的健康が獲得できる看護をするための，基礎的知識・技術・態度を養う．

（2）学習目標

・精神看護の目的・対象・役割機能を理解する
・治療的人間関係技術を習得する
・精神の状態を理解し，根拠に基づく精神看護が実践できる

（3）科目構成（6単位，200時間）

　精神看護学は，精神看護が実践できる人の育成を目指して，「精神看護学概論」1単位30時間，「精神看護学方法論Ⅰ」1単位30時間，「精神看護学方法論Ⅱ」1単位30時間，「精

表Ⅱ-38 精神看護学の背景となる理論等

1. マーガレット・S・マーラー「分離−個体化理論」
2. アーロン・T・ベック「認知行動理論」
3. ジグムント・フロイト「力動論」
4. ヒルデガード・E・ペプロウ「パターン相互作用論」
5. メラニー・クライン「対象関係論」
6. リチャード・S・ラザルス「ストレス・コーピング理論」
7. リラクゼーション技法（呼吸法・漸進的筋弛緩法）
8. リエゾン精神看護

神看護学方法論Ⅲ」1単位20時間，「精神看護学実習」2単位90時間で構成する．

　精神看護学概論では，精神看護学における人間観・健康観・環境観・看護観などの概念の理解を図る．そして，精神医療・看護の歴史・法律を学ぶなかで，精神看護の目的・対象・役割機能について考える．そのうえで，自己に焦点を当て，自己理解と，自己の精神的健康の維持・増進について学習する．

　「精神看護学方法論Ⅰ」では，精神看護を実践するための根拠となる医学的知識・実際に行われている臨床の看護・観察技術を学習し，施設内看護を中心に理解する．

　「精神看護学方法論Ⅱ」では，精神状態に応じた精神看護を展開するさまざまな事例を，理論を通して理解し，精神看護を実践するための治療的人間関係技術を学び，また実践する人そのものの資質（傾聴・共感・受容などの能力）を高めることを学ぶ．

　そして，精神看護学実習において基礎分野での「人間の発達と適応」，専門基礎分野での「ストレス・臨床心理学」，専門分野での「基礎看護学―人間関係技術」を土台に，精神看護学での学習を生かし，一人の患者の看護を実際に体験し，知識・技術・態度の統合を図る意味ある経験を実践する．

　「精神看護学方法論Ⅲ」では，精神看護学実習の体験事例を振り返り，意味を抽出し，その意味を共有する．また，精神科リハビリテーション・社会復帰時の看護を学び，精神看護が総合的に実践できる能力を養う．最終的にリエゾン精神看護および国際的な動向を知り，精神看護の今後の課題を明確にする．

2）精神看護学実習

（1）基本的な考え方

① 本校では，患者−看護師の治療的な人間関係の形成過程，すなわち他者理解・自己理解・相互理解の過程そのものを精神看護であると考えている．そのため，看護の対象の存在するところであれば，精神看護の実践はある．しかし，より人間関係の形成過程がわかりやすいという点において，精神科病院における臨地実習を計画している．

② 患者を理解する過程で推測することに正解はなく，理解しようとするプロセスが大

切であり，目に見えない精神をできるだけ諸理論を活用しながら理解し，予測的な看護が実践できることを意図している．

③ 治療的人間関係とは，傾聴・共感・受容の基本的連鎖のうえで，意味の反映をゴールとし，看護の対象自身が自己のニード（真のニード）に気づき，そのニードを満たしていく過程をサポートする関係である．

（2）実習目的

受け持ち患者とのかかわりを通して，患者理解を深めるとともに，治療的人間関係を構築する能力を養う．

（3）実習目標（表Ⅱ-40）

① かかわりを通して，受け持ち患者を理解する．
② かかわりを振り返り，治療的人間関係について考察する．
③ 発展目標：その人自身がニードや課題に気づき充たしていく過程をサポートするとは，どのようなことかを理解するとともに，精神看護の役割を考える．

表Ⅱ-39 実習科目構成（実習単位と時期）

実習科目名	単位数	時間数（日数）	実習時期	実習施設
精神看護学実習	2単位	90時間（12日）	3〜4年次	単科精神科病院

表Ⅱ-40 実習目標・到達目標

実習目標	到達目標
①かかわりを通して受け持ち患者を理解する	①受け持ち患者と行動をともにし，患者の言動，人とのつきあい方，過ごし方を通して生活する力や困りごとを把握することができる ②把握した生活する力や困りごとについて，受け持ち患者と確かめ合うことができる ③受け持ち患者が自分の病気をどのように受けとめているか理解することができる ④発症の契機と入院に至った経緯を把握するとともに，症状や病態，治療について理解することができる ⑤受け持ち患者の入院の理由を考えることができる ⑥受け持ち患者のその人となり（居方・言動・ふるまい・人格など）に影響を及ぼしたと思われる環境（人や場など）について考えることができる ⑦受け持ち患者が自分の将来をどのようにしたいと思っているかを理解することができる ⑧受け持ち患者の課題・ニードがどのようなものかを考えることができる

②かかわりを振り返り，治療的人間関係について考察する	①人間関係技術の基本を実施することができる ・適切に視線を合わせることができる ・他者の話題に関心をもち，言語的に追跡できる ・話すスピード・声の大きさや調子が適切である ・身体言語について配慮できる ・傾聴・共感・受容的態度で患者に向き合うことができる ・効果的な質問をすることができる ・はげまし，いいかえ，要約により内容を明確にすることができる ・感情・意味の反映をすることができる ・沈黙の活用，心理的・物理的距離の把握など，待つ姿勢を示すことができる ・関心をもち続けることができる（拒否や暴言などがあっても，巻き込まれないで，自己のコントロールができる） ・時間と空間を共有することができる（傍らに存在できる） ・場の雰囲気を考慮してかかわることができる ・自尊感情を高めるように接することができる ②プロセスレコードを通して治療的人間関係技術を振り返ることができる ・自分自身の対人関係上の特徴や物事への取り組み方を考察することができる ・相手の状況を思い描きながら，そのときその場で見聞きしたことや自らの気持ちを相手に伝える手がかりを見いだすことができる ・自分の対応が患者の安心感や信頼感につながったか振り返ることができる ・自分の態度が患者の自尊感情の回復につながったか振り返ることができる ・他者の助言を患者理解に活用することができる ・学生－受け持ち患者との関係を考えることができる

留意点
①治療的人間関係技術の習得については，専門分野Ⅰ（基礎看護学）における人間関係技術の積み上げとしての学習をする
②医師・精神保健福祉士・作業療法士等との協働について学習する

（4）実習展開

①実習オリエンテーションは，1カ月前までに行う
 a）実習要項（目的・目標・展開・評価・その他）の説明
 b）実習配置病棟の特殊性（閉鎖・開放病棟など）の説明
 c）実習グループリーダーの決定および緊急連絡網の作成
 d）事前学習課題提示
  ・G. シュヴィング著『精神病者の魂への道』（みすず書房，1966年）を読み，どのような関心の向け方や対応が安心感を届けることになると理解したか，著書に表現されている「患者とのかかわりの場面」を提示し，看護師と患者の相互作用について，理解できたことを述べよ（A4用紙1枚，1000字以上）．
  ・今までの看護学実習を振り返って「自分の傾向」と実習中に「できたこと・できなかったこと」を明確にし，精神看護学実習で学びたいこと，自分の課題について整理する．とくに，人間関係技術に焦点を当てて述べよ（A4用紙1枚，1000字以上）．
  ・参考書の指定範囲について学習する．実習初日にプレテストを行い，実習評価の対

表Ⅱ-41

実習日数	月日（曜日）	実 習 内 容	学習課題
1日目		患者の生活の場の理解 （病院・病棟の構造・特長・閉鎖病棟，鍵，物品の管理，病室（隔離室・個室・総室）の違い） 治療プログラムや看護内容がわかる ホスピタリティーを実践しながら入院患者とかかわる カンファレンス（①精神看護学実習で学びたいこと・自分の課題をプレゼンテーションする．②実習1日目で困ったこと）	知識確認テスト（5点満点の四肢択一問題を病院オリエンテーション後に行う） ※事前学習課題の返却
2日目		受け持ち患者の決定（患者の同意確認） 受け持ち患者と適宜行動をともにする 情報収集（患者理解記録用紙の観察の視点を参考に行う） 病棟の看護計画に沿った実践 隔離室・身体拘束の見学 カンファレンス（①行動制限について）	患者理解記録 プロセスコード
3日目		情報収集 ・かかわりを通して，受け持ち患者の理解を深める ・プロセスコードを通して，自己理解を深める 病棟の看護計画に沿った実践 カンファレンス（①何故，その患者を受け持ちたいと思ったか？②その患者について気になること）	患者理解記録 プロセスコード 隔離・身体拘束を見学しての学び・感想（A4用紙400字以上）
4日目		情報収集 病棟の看護計画に沿った実践（患者理解・自己理解） カンファレンス（①患者はどのような人であると感じたか？②患者はどんなことに困っていると感じたか？）	患者理解記録 患者の全体像1 プロセスコード
5日目		〈中間カンファレンス〉患者の全体像の理解と看護の方向性について検討 →検討にあたって ①実習での自分のかかわり ②自分のかかわりが，患者にとってどのような意味があったのか ③他者の報告に自分の体験を重ね合わせて 以上の3つのポイントを入れて意見交換する 病棟の看護計画に沿った実践（患者理解・自己理解）	患者理解記録 プロセスコード 患者の全体像1
6日目		病棟の看護計画に沿った実践（患者理解・自己理解） 5日目に確認した患者の全体像を参考にし患者理解を深める	患者理解記録 プロセスコード 実習自己評価（中間） 安全に関する体験報告書
7日目		病棟の看護計画に沿った実践（患者理解・自己理解） カンファレンス（①安全について）	患者理解記録 プロセスコード
8日目		病棟の看護計画に沿った実践（患者理解・自己理解） カンファレンス（①リフレクション—実践の価値づけ）	患者理解記録 プロセスコード
9日目		病棟の看護計画に沿った実践（患者理解・自己理解） カンファレンス（①リフレクション—実践の価値づけ）	患者理解記録 プロセスコード
10日目		病棟の看護計画に沿った実践（患者理解・自己理解） カンファレンス（①受け持ち患者のニード・課題について）	患者理解記録 プロセスコード
11日目		病棟の看護計画に沿った実践（患者理解・自己理解） カンファレンス（①受け持ち患者のニード・課題について）	患者理解記録 プロセスコード 患者の全体像2
12日目		病棟の看護計画に沿った実践（患者理解・自己理解） 最終カンファレンス 1．患者の全体像理解と看護のまとめ（①看護の実践と結果，②看護実践を通して見えた患者のニードとは何か，③看護実践を通しての学び） 2．精神看護の役割と自己の課題（①精神科病院の機能と精神科看護師の役割について，②自分ができたこと，できなかったこと ・実習での自分のかかわりを報告し，学生同士で実習の体験を分かち合う ・実習やカンファレンスで理解した病院の機能や看護師の役割について学びを明確にする	患者の全体像2 精神看護の役割と自己の課題 実習自己評価（最終）

象とする.

②実習開始〜終了まで（表Ⅱ-41）

③実習方法の概要

　a）実習前までに参考書の指定ページの事前学習をする．実習初日に知識確認テストを行い，実習評価の対象とする．

　b）実習初日に病院オリエンテーションを実習病院の教育担当より受ける．

　c）2〜3名で1グループとなり，病棟に分かれて実習を行う．12名の実習学生数に対して，2名の教員と各病棟の複数名の臨地実習指導者と協力して指導にあたる．各病棟に分かれて，病棟オリエンテーションを受ける．

　d）患者を1名受け持ち，実習展開に沿って実習を行う．

　e）毎日，実習計画表（本日の実習目標，予定）を立て実習を行う．実習計画表は朝に教員・臨地実習指導者に提出し助言をもらう．

　f）受け持ち患者だけでなく，実習病棟に入院している患者全体にかかわり，精神看護について学習する．

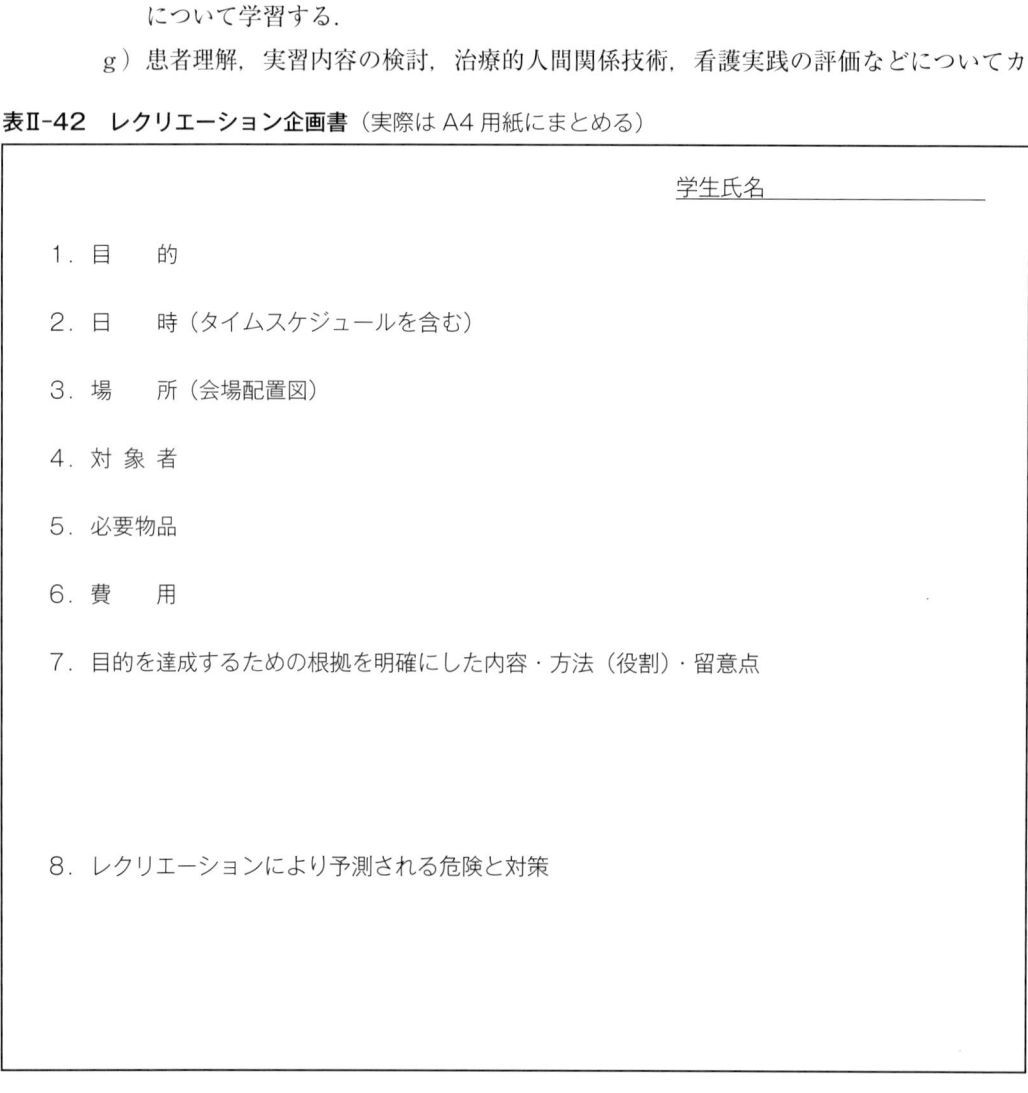

　g）患者理解，実習内容の検討，治療的人間関係技術，看護実践の評価などについてカ

表Ⅱ-42　レクリエーション企画書（実際はA4用紙にまとめる）

```
                                                  学生氏名 _____

 1. 目　　　的

 2. 日　　　時（タイムスケジュールを含む）

 3. 場　　　所（会場配置図）

 4. 対　象　者

 5. 必要物品

 6. 費　　　用

 7. 目的を達成するための根拠を明確にした内容・方法（役割）・留意点




 8. レクリエーションにより予測される危険と対策
```

ンファレンスを行う．
- h）実習での実践については実習指導者に報告をする．また，疑問や不安を感じた場合は連絡・相談する．
- i）受け持ち患者に必要と判断した場合，レクリエーション計画を立て実施する．

④**受け持ち患者について**

原則として統合失調症，うつ病などの診断を受けており，病状が安定している患者

⑤**カンファレンス**

カンファレンスは，原則，毎日実施する．5日目（中間）と12日目（最終）はカンファレンスのレジュメを必要とし，患者の全体像を深め，中間と最終のまとめを行う．

⑥**レクリエーション**

レクリエーションを実施するときは中間カンファレンスまでに教員・実習指導者にレクリエーション企画書（A4用紙）を提出し，助言を受ける．

⑦**実習記録について**

- a）事前学習を指定した期日に提出する．
- b）実習記録は実習開始前に教員，実習指導者に提出する．
- c）実習記録の提出がない場合は実習できないことがある．

プロセスレコードはとくに患者との関係性の構築に必要と考え，実習開始時に未記録の場合，記録記入によって振り返りを優先とする．

- d）実習ファイルは精神看護学実習終了最終日に実習指導者に提出する．

　　※実習ファイルの綴じ方
　　　①行動計画表
　　　②患者理解記録用紙1・2・3・4
　　　③患者の全体像1
　　　④患者の全体像2
　　　⑤精神看護の役割と自己の課題
　　　⑥プロセスレコード
　　　⑦学習レポート（事前学習，知識確認テストを含む）
　　　⑧実習評価表（ポケットファイルに入れる）
　　　の順序に綴じ，インデックスを使用し見出しを付ける．
　　※安全に関する体験報告書は，実習ファイルに綴じない（教員に提出）．

- e）記録様式

実習最終日まで，患者理解の視点に沿って，下記の枠組みで，継続して記録する．記載量に伴って，便宜上患者記録用紙を4つのシートに分けている．シートの形式自体は共通である．

なお，患者理解の視点は，宮城大学看護学部精神看護学教授の指導によるものである．

● 日常生活を保持する力（患者理解記録用紙1として**表Ⅱ-43**に示す）
　・排泄，頻尿，失禁（尿もれ），便秘，下痢
　・清潔，身だしなみ，清潔が保たれているか，季節やその場にふさわしい衣服，入浴や

表Ⅱ-43 患者記録用紙の記入例

理解の視点	情報（かかわりから得られた情報を中心とする）	・情報から感じたり，疑問をもったりしたこと ・患者を理解するために重要だと思った理由 ・情報から得られた患者像
A．日常生活を保持する力 ・食生活（摂取） 　食べるのを拒否（拒食） 　こだわりがある（偏食） 　皆と食べるのをいやがる 　食べすぎる（過食） 　早く食べる 　食物でないものを食べる 　（異食） 　嚥下困難 　義歯，う蝕 　水分の過剰摂取（水中毒）， 　脱水　嗜癖（喫煙など）	O：普通食 　：朝・昼・夕，デイルームで自力摂取している 　：5〜10分でむせることなく嚥下 　：右利き S：焼売・お餅・ゆで卵好き O：売店でいつもインスタント食品を購入している O：食事はいつも副菜から，その後，ご飯を食べる．食事前に，左手前にご飯，右手前に副菜がくるよう配置している	嚥下について，機能的な問題はないが，お餅やゆで卵は，誤嚥のリスクを伴う食べ物なのでこれらを摂取する際は，よく噛むよう指導する必要がある．食べ物の配置，食べる順番にこだわりがあるようである．

　　洗面の仕方，皮膚のトラブル
・休息と活動，疲労の感じ方，昼夜逆転の有無，不眠の訴えの有無，熟睡感の実感，ふらつき，転倒のリスク，姿勢の異常
・経済的基盤，生活費のよりどころ，入院費の区分，金銭管理能力の有無，浪費，計算・買い物ができない
● 一日の過ごし方（患者理解記録用紙2）
　・病棟のスケジュールとの関連．病棟のプログラムへの参加
　・本人なりの過ごし方
　・得意なことや好きなこと
● 人との関係のもち方
　・病院，病棟内（患者・医師・看護師等）
　・病院外（家族・友人等）
　・近づき方，挨拶，話し方
　・信頼できる人（困ったことを話せる人）の有無
　・信頼できる人との交流のもち方
　・言語表現能力
　・易怒的，被害的（感情コントロール）
● 健康にかかわる問題に対応する力（患者理解記録用紙3）
　・違和感への取り組み，気がかりや困ったことへの訴え方や不安の表現の仕方（困っていることを自覚し，明らかにしているか，日々の気がかりを特定のスタッフに相談するか，疲労感や違和感を表現し助けを求めるか）

- ・疾病への構え（病気であることを認めている，どのように具合が悪くなるのか理解している）
- ・治療への態度（入院や服薬についてどう受けとめているか－拒否的，あきらめ・されるがまま）
- ・退院への思い
- ●本人を支える家族の力
  - ・家族構成と居住環境
  - ・健康度，経済状態（本人以外に負担とする家族，経済面の不安の有無）
  - ・交流の度合や本人への態度，面会や外泊の有無と回数，緊張感なく普通の対応か世間体を気にした対応か
  - ・家族の病気の認め方．本人の状態をどう理解しているか（わがまま・怠け・身勝手），薬物の服用の必要性の理解，働けないことの理解．
- ●価値観の形成や人格の成熟に影響を及ぼした人との関係やものごとへの取り組み方
  - ・生まれてから思春期・青年期までの家族構成（患者理解記録用紙4）
  - ・育児を中心に担っていた人
  - ・おとなしい，手がかからない
  - ・一人遊びが多い
  - ・友達をつくりやすい
  - ・集団のなかでの動き方
  - ・飽きっぽい
  - ・1つのことをやり遂げる
  - ・思ったようにいかなかったとき，どうしていたか
- ●疾患について
  - ・どのような言動をきっかけに病気と診断されたか
  - ・病気を診断されてどれくらいになるか

表Ⅱ-44 患者の全体像1［例］

患者の全体像1	患者像
(1) 生活していくために支障になること 　　（患者が困っていること，考えられること） ・日常生活における他の患者への言動によるトラブル ・間食による体重増加 (2) 患者の健康な面 　　（自己対処能力・趣味について） ・日常生活行動を実施する能力がある ・どの時期に何をきっかけとして症状が悪化するのかが理解できている (3) 患者が今後に対してどう思っているか ・退院したい ・故郷に帰りたい	○歳代　女性　○○状態
	患者と取り組めそうな課題 ●塗り絵に精力を傾けることにより，○○状態による有り余るエネルギーを発散することができると考えられるため

図Ⅱ-1 患者の全体像2［例］（受け持った患者について把握できたニード・課題），自分なりに図式化する

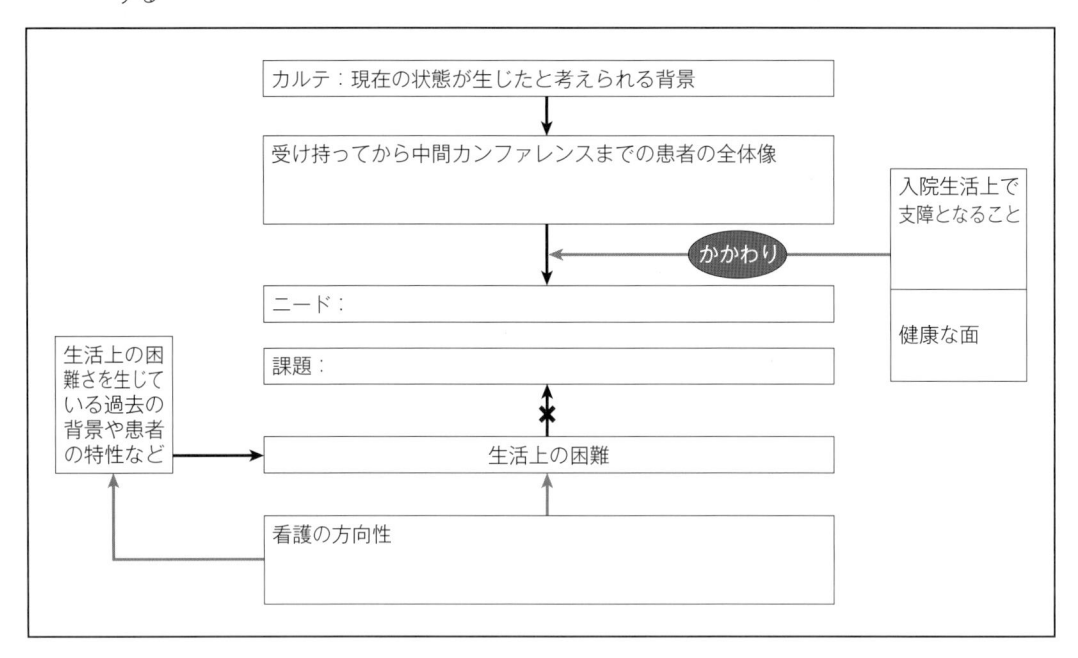

```
        ┌─────────────────────────────────┐
        │ カルテ：現在の状態が生じたと考えられる背景 │
        └─────────────────────────────────┘
                        ↓
        ┌─────────────────────────────────┐        ┌──────────────┐
        │ 受け持ってから中間カンファレンスまでの患者の全体像 │        │ 入院生活上で │
        └─────────────────────────────────┘        │ 支障となること│
                        ↓         ← かかわり ←    └──────────────┘
        ┌─────────────────────────────────┐        ┌──────────────┐
        │ ニード：                        │        │ 健康な面     │
        └─────────────────────────────────┘        └──────────────┘
        ┌─────────────────────────────────┐
        │ 課題：                          │
        └─────────────────────────────────┘
                        ↑ ✗
┌──────────┐  ┌─────────────────────────────────┐
│生活上の困 │→ │ 生活上の困難                    │
│難さを生じて│  └─────────────────────────────────┘
│いる過去の │           ↑
│背景や患者 │  ┌─────────────────────────────────┐
│の特性など │← │ 看護の方向性                    │
└──────────┘  └─────────────────────────────────┘
```

表Ⅱ-45　プロセスレコード

実習第（　　）日　　氏名（　　　　　　　　　　）

場面と意図		取り上げた理由	
対象の言動	感じたこと，考えたこと	学生の言動	分析・考察
取り上げた理由に戻っての考察		助　言	

※原則，2者（対象と学生）関係を振り返って下さい．

- 今回の入院はどのようなできごとがきっかけとなっているのか
- どのような経緯でいつ入院したのか，何回目の入院か，今回の入院期間はどれくらいか
- 入院の仕方はどうだったか（入院形態・病名・現在受けている治療の内容）

● その他の疾患について
- 既往歴
- アレルギーの有無
- 現在の心のはたらきについて（意識，知能，知覚，思考，感情，意欲，自我意識）
- 現在の身体の状態

⑧ その他の注意事項

a）精神科病院で実習するという点で，看護の対象の自尊感情に焦点を当てて以下の点に留意する．
- 挨拶と笑顔，敬語を正しく使う．
- 名札，服装および身なりは学習者としての品性を保持すること．
    患者との外出を考慮し，通学は動きやすい華美でない服装と靴（スカート，ヒールのある靴，ブーツ，サンダルは禁止）とする．
    装飾品（ネックレス・指輪・ピアスなど）は危険品となるため禁止する．
    髪の色は黒にして，長い場合は後ろで束ねて上にあげる．また，前髪はピンなどでとめる．

b）暴力を受けたときの対応と離院の注意

図Ⅱ-2　精神看護学実習において学生が患者から暴力を受けたときの対応マニュアル

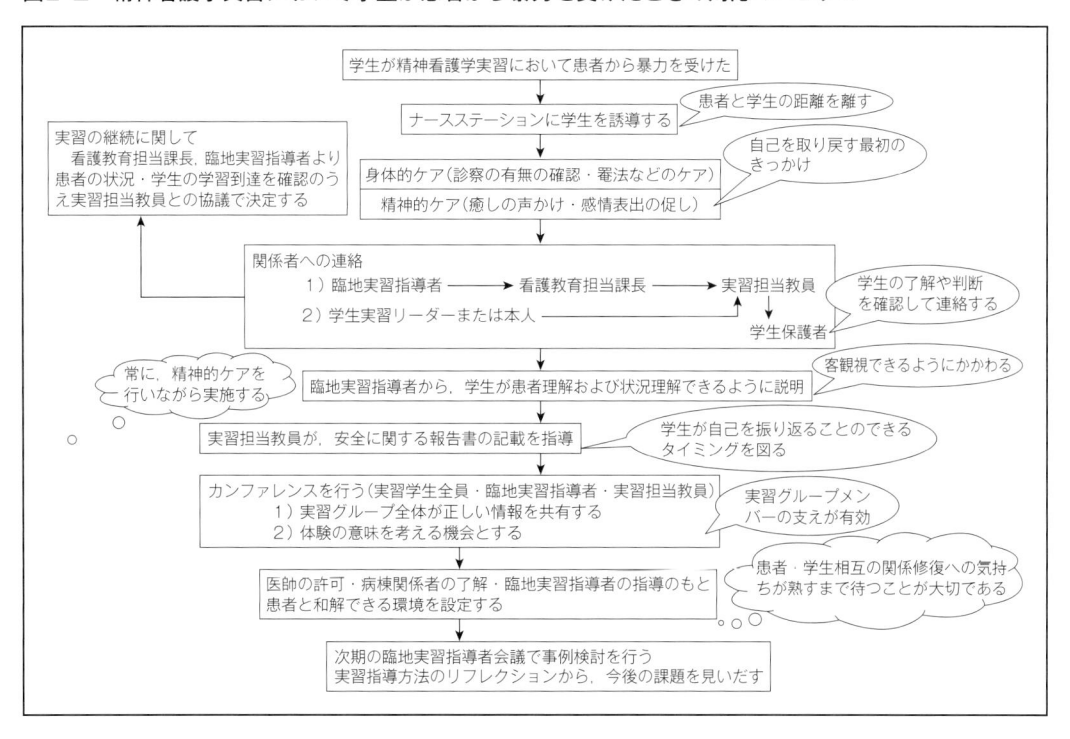

暴力を受けたときの対応マニュアルを理解しておくこと．患者・患者の家族から，病棟への入退室の依頼があったとき，自己判断で扉を開けるのではなく実習指導者または病棟スタッフに相談するよう指導する．

　c）鍵について
- 鍵は隔離と保護のために必要である．患者にとって鍵はどのような意味をもつのか考える．1グループ3人で1つの鍵を所有し，その不便さからも鍵のもつ意味を考える．鍵の紛失は患者の生命にもかかわることから，注意深く扱い，万が一紛失した場合はすぐに報告し，全員体制で探す．
- 鍵の受領・返却については，別途の手順に従う．
- 実習中，鍵は白衣のベルトに通し，ポケットに入れておく．
- 閉鎖病棟のドアを開けるときは周囲に人がいない状態で開け，閉鎖病棟のドアを開けた場合は確実に施錠されたか確認する．

3）精神看護学実習の実習指導案（週案）

受け持ち患者とのかかわりを通して，患者理解，自己理解，相互理解を深め患者と取り組めそうな課題を見いだす．

患者と取り組めそうな課題に対して実践し，その過程で患者理解・自己理解を深める．

患者との関係を終結していくなかで，患者を総合的に理解する．そして，患者と取り組んだ課題を通して，患者の真のニード・課題を考えることができる．

表Ⅱ-46　1週目（1～5日目）

指導目標	指導内容	指導上の留意点	記録，他
1．患者を取り巻く環境について理解できる 2．患者と関係をつくりはじめることができる 3．患者の理解を深めることができる 4．患者と取り組めそうな課題をみつけることができる 5．患者との接し方を考えることができる	・病院オリエンテーション ・病棟オリエンテーション ・病棟患者オリエンテーション ・隔離室見学，身体拘束説明 ・患者と行動をともにし，患者の言動，人とのつきあい方，過ごし方を観察するよう指導する ・患者とのかかわり方は，到達目標にある人間関係技術の基本を実施するよう指導する ・情報収集は，患者理解記録用紙（1～4）に記録し，情報から感じたり，疑問をもったりしたことは，そのまま記載する ・カルテからの情報を整理し，発症の契機と入院に至った経緯を把握するよう指導する ・患者から把握したことは，患者理解を深めるために，把握したことから何が考えられるか，情報を取り巻く環境や要因など，広い視野で情報を得るよう指導する ・患者から把握したことを，患者に確かめるとき，そのタイミングや声かけはエネルギーの観点から実施する．エネルギーの	・患者とのかかわりが乏しいときは，コミュニケーションの図り方の見本を見せる ・患者より拒否や暴言などがあったときは，巻き込まれないで，自己をコントロールをするよう助言する ・精神科に対する恐怖感，不安感があるときは，緊張をほぐす ・患者に聞きにくいこと（疾病への心構え，治療への態度など）は，相談するよう助言する ・精神看護学実習では，学生自身が気づかない間に，	・患者理解記録用紙は，2日目より加筆・修正していく ・プロセスレコードは2日目より毎日提出する ・安全に関する報告書は，1週目に1回以上提出 ・隔離，身体拘束見学レポート提出 ・患者の全体像1は実習5日目に提出．中間カンファレンスの資料とする

	観点とは，患者がエネルギーをあまり使うことがないようにするということである 例：タイムリー・準備性・興味関心・自尊感情を高める・潜在能力への働きかけ・選択肢の提供・傍らにいる・感情の言語化・パターンを見いだすなど ・患者と生活する力や困りごとを確かめあいながら，患者と取り組めそうな課題を具体化できるよう指導する ・目に見えないからといって，あきらめないで，目にみえないものほど，大切にし，よりクリティカルに創造的に対応するという姿勢を育てるよう指導する ・偏見と差別を受けてきた歴史的理解を念頭におき，人間性を尊重するという倫理的態度を養うよう指導する ・プロセスレコードは，まず対象理解から分析・考察するよう指導する ・対象理解ができれば，自己の傾向性を振り返り，相互理解が深められるよう指導する ・自己の感情をコントロールし，自己を振り返り，自己を活用し，主体的な学習ができる力を身につけるよう指導する ・多くの体験や関係性を通して，観察力や感性を培い，あきらめずに関心をそそぎ続ける能力を養うよう指導する．また，患者の立場に立って（立場の転換）相互理解を深めるよう指導する	ストレスが溜まり感情がコントロールできなくなる恐れがある（病棟にいるだけで泣けてきたり，気分が高揚したりする）．実習時間以外では，気分転換をして精神的安定を図るよう助言する ・プロセスレコードから得た情報は，患者理解につなげるよう助言する ・安全の視点から，患者理解につなげるよう助言する ・患者理解により，「パターン相互作用論」「認知行動理論」「力動論」「発達論」など，根拠となる理論について助言する	

表Ⅱ-47　2週目（6〜10日目）

指導目標	指導内容	指導上の留意点	記録，他
1．課題を実践するなかで，把握した生活する力や困りごとについて，患者と確かめ合うことができる 2．患者の理解を深めることができる 3．自己活用することができる	・患者と取り組めそうな課題から得た情報や，かかわりのなかから得た新たな発見や気づきを中心に，患者理解を深めていくよう指導する ・患者から得た情報は，患者理解記録用紙（1〜4）に記録し，感じたり疑問をもったりしたことは，患者理解を深めるために，解決に導くよう指導する ・患者理解を深めるために，患者の健康な面はどこか，患者を理解する糸口はどこか，患者自身のニードや課題はどこかなど，広い視野で情報を得るよう指導する ・教員はできる限り対話をもち，学生の潜在的な能力を引き出し，発揮できるように指導する ・プロセスレコードは，患者と取り組めそうな課題を実践したなかで，分析・考察するよう指導する ・患者と取り組めそうな課題を実践するなかで，自己の傾向性を振り返り，患者理解，自己理解，相互理解が深められるよう指導する	・患者と取り組めそうな課題が実践できないとき（身体・精神症状の悪化，外泊等）は，実習指導者と調整しながら課題を修正・変更する ・患者と取り組めそうな課題で，コ・メディカルスタッフ（OT，PSW等）と連携するような内容であれば，看護教育担当者，実習指導者と調整する ・日々，患者への関心が深まるよう学生への精神的支援をしていく	・患者理解記録用紙は，2週目も加筆・修正していく ・プロセスレコードは，最終日を除き毎日提出する

安全に関する振り返りは，2週目の中でカンファレンスをもつ．

表Ⅱ-48 3週目（11日目，12日目）

指導目標	指導内容	指導上の留意点	記録，他
1．患者との関係を終結することができる 2．患者を総合的に理解することができる 3．患者のニード・課題を考えることができる	・「受け持ち患者は，どのような人と理解したか」を深めるよう指導する ・「自分ができたこと，できなかったこと」を考え，自己の課題を明確化する ・患者の全体像2をまとめるなかで，患者自身がニードや課題に気づき，充たしていく過程をサポートするとは，どのようなことかを理解することができるよう指導する ・受け持ち患者に，実習をさせてもらった感謝と実習終了時の別れを意味づけ，振り返るよう指導する ・最終カンファレンスは，受け持ち患者と課題を取り組んだことで，患者のニードや課題を中心に患者理解，自己理解，相互理解を深めることのほかに，自己の課題や精神科病院の機能や精神科病棟に勤務する看護師の役割を振り返るよう運営する	・受け持ち患者とのお別れの方法を確認する ・実践をプロセスレコードを中心に振り返るよう助言する ・振り返りのなかで，患者との関係性は，どのように築かれたかを，理論を通して理解する ・患者の課題をカンファレンスを通して，病棟の看護に継続依頼する	・患者理解記録3週目も加筆・修正していく ・患者全体像2実習最終日に提出し，最終カンファレンスの資料とする ・「自分ができたこと，できなかったこと」「病院の機能と看護師の役割について」を記載し，最終カンファレンスの資料とする．書式は自由

4）全体的な患者へのかかわりの原則

（1）患者へのかかわり方

① 相手が話しかけたくなる位置に身をおき，傍にいて，そのまま黙っている．
② 患者に十分に関心を向け，患者の言語・非言語に頷き支持し，患者の反応が何を意味しているかを積極的に考える．
③ 感情を言葉にして表現できるように支える．

（2）患者への接近の原則

① あるがままに受け入れる．
② 一貫した態度を示す．
③ 実感を大事にする．
④ 相手にもたらす影響を知り，自己活用する自分を活かす．
⑤ 秘密を守る．

5）技術経験項目について

臨地実習技術経験録（統合分野参照）に記載する．症状・生体機能管理技術・安全管理の技術・安楽確保の技術に到達期待が高い．

6）出欠表と実習評価

出席欄に学生が出欠を記載し，臨地実習指導者が認印する．

欠席時は，臨地実習欠席届を実習担当教員に提出する．

実習評価表には，欠席時間・遅刻・早退・中断時間が提示される．

中間自己評価に対して，適正な自己評価であるか，助言を行う．実習状況・実習記録・口頭試問等で，まず実習指導者が評価し，教員評価と協議のうえ，最終評価の決定を行う（表Ⅱ-50）．

表Ⅱ-49

実習日	1日目	2日目	3日目	4日目	5日目	6日目
月・日	月　日	月　日	月　日	月　日	月　日	月　日
曜　日	（　）	（　）	（　）	（　）	（　）	（　）
出　席						
認　印						

実習日	7日目	8日目	9日目	10日目	11日目	12日目
月・日	月　日	月　日	月　日	月　日	月　日	月　日
曜　日	（　）	（　）	（　）	（　）	（　）	（　）
出　席						
認　印						

表Ⅱ-50　精神看護学　実習評価表

学籍番号		学生氏名				病棟	
実習期間			欠席時間		遅刻・早退	実習中断	

実習目標	到達目標	自己評価 中間	自己評価 最終	他者評価 最終
実習目標1 かかわりを通して，受け持ち患者を理解する	①受け持ち患者と行動をともにし，患者の言動，人とのつきあい方，過ごし方を通して生活する力や困りごとを把握することができる			5
	②把握した生活する力や困りごとについて，受け持ち患者と確かめ合うことができる			5
	③受け持ち患者が自分の病気をどのように受けとめているか理解することができる			5
	④発症の契機と入院に至った経緯を把握するとともに，症状や病態，治療について理解することができる			5
	⑤受け持ち患者の入院の理由を考えることができる			5
	⑥受け持ち患者のその人となり（居方・言動・ふるまい・人格など）に影響を及ぼしたと思われる環境（人や場など）について考えることができる			5
	⑦受け持ち患者が自分の将来をどのようにしたいと思っているかを理解することができる			5
	⑧受け持ち患者のニード・課題がどのようなものかを考えることができる			5
実習目標2 かかわりを振り返り，治療的人間関係について考察する	①人間関係技術の基本を実施することができる ・適切に視線を合わせることができる ・他者の話題に関心をもち，言語的に追跡できる ・話すスピード・声の大きさや調子が適切である ・身体言語について配慮できる ・傾聴・受容・共感的態度で患者に向き合うことができる ・効果的な質問をすることができる ・はげまし，いいかえ，要約により内容を明確にすることができる ・感情・意味の反映をすることができる ・沈黙の活用，心理的・物理的距離の把握など，待つ姿勢を示すことができる ・関心をもちつづけることができる（拒否や暴言などがあっても，巻き込まれないで，自己のコントロールができる） ・時間と空間を共有することができる（傍らに存在できる） ・場の雰囲気を考慮してかかわることができる ・自尊感情を高めるように接することができる（アドボカシー）			15
	②プロセスレコードを通して治療的人間関係技術を振り返ることができる ・自分自身の対人関係上の特徴や物事への取り組み方を考察することができる ・相手の状況を思い描きながら，そのときその場で見聞きしたことや自らの気持ちを相手に伝える手がかりを見いだすことができる ・自分の対応が患者の安心感や信頼感につながったか振り返ることができる ・自分の態度が患者の自尊感情の回復につながったか振り返ることができる ・他者の助言を患者理解に活用することができる ・学生－受け持ち患者関係を振り返ることができる			30
実習態度	①事前学習ができる			5
	②指定された期限内に記録ができる ③疑問点について質問や自己学習ができる ④助言を受け止め，自己の意見も言える ⑤グループ内で役割を果たし協調できる ⑥時間を守ることができる ⑦身だしなみを整えることができる ⑧適切な言葉遣いができる ⑨家族・医療従事者との良好な人間関係の構築に向けて努力できる ⑩患者の個人情報を保護できる			10

評価	学生		総合評価 100点満点
	指導者 教員		点

病棟責任者　　　　　印　　実習指導者　　　　　印　　担当教員　　　　　印

<評価基準>　優：優れてできる＝80点以上，良：できる＝70〜79点，可：指導によりできる＝60〜69点，不可：できない＝60点未満

■参考文献

1) Anita Werner O'Toole, Sheila Rouslin Welt 編, 池田明子, 川口優子, 吉川初江, ほか訳：ペプロウ看護論―看護実践における対人関係理論. 医学書院, 1996.
2) Margaret S. Mahler, Anni Bergman, Fred Pine 著, 高橋雅士, 浜畑紀, 織田正美訳：乳幼児の心理的誕生―母子共生と個体化（精神医学選書）. 黎明書房, 2001.
3) 松木邦裕：対象関係論を学ぶ―クライン派精神分析入門. 岩崎学術出版社, 1996.
4) 前田重治：図説臨床精神分析学. 誠信書房, 1985.
5) 大野裕：こころが晴れるノート―うつと不安の認知療法自習帳. 創元社, 2003.
6) フランク・ゴーブル著, 小口忠彦訳：マズローの心理学. 産業能率短期大学出版部, 1972.
7) 武井麻子, 小宮敬子, 式守晴子, ほか：精神看護の基礎―精神看護学〈1,2〉（系統看護学講座 専門分野）. 医学書院；2001.
8) 武井麻子：精神看護学ノート. 医学書院；第2版. 2005.
9) D. ウォールブリッジ, 猪股丈二訳：情緒発達の境界と空間―ウィニコット理論入門. 星和書店, 1984.
10) マジョリー・F. ヴァーガス, 石丸正訳：非言語（ノンバーバル）コミュニケーション（新潮選書）. 新潮社, 1987.

Ⅱ 臨地実習各論編

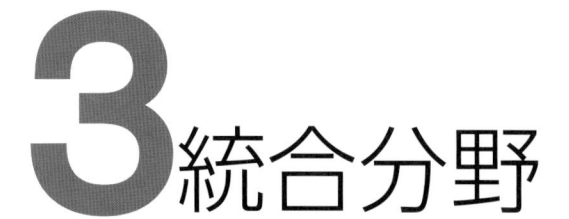

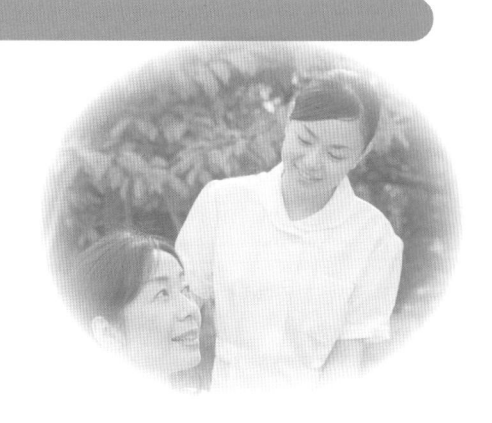

3 統合分野

1 在宅看護論

1）基礎教育における臨地実習の目的

　看護基礎教育の臨地実習では，学生が既習した看護の知識・技術・態度を基盤に看護体験を通して理論と実践を統合し，基礎的な看護実践能力を身につけることを目的とする．
　そのためには，専門職として生命を尊重する倫理観をもって，対象やその家族がもつ健康問題について科学的な根拠に基づき看護を実践し，判断能力，応用能力，問題解決能力を養い，援助課程を通して自己洞察を行い，自己成長する必要がある．

2）基礎教育における臨地実習の目標

① コミュニケーション技術を習得し，人間関係の基盤を築くことができる．
② 各看護の領域における対象の身体的・心理的・社会的背景を理解することができる．看護の視点から対象の健康上の問題を明確にし，理論的裏づけに基づいて，系統的・個別的に看護過程を展開・実践できる．
③ 保健医療福祉チームの一員として，看護の位置づけと役割を理解し，社会資源の活用ができる．
④ 主体的・継続的に学習・研究する態度を身につけ，自らも人間として，成長・発達することができる．

⑤ 看護実践を体験し，自己の看護観を養うことができる．

（1）在宅看護論実習の考え方

　平成9（1997）年に「在宅看護論」がカリキュラムに加わり，さらに平成21（2009）年には「統合分野」に位置づけられた．在宅看護論が必要とされる社会背景として，高齢化，疾病構造の変化，家族機能の変化，医療保険制度・介護保険制度の改正など，療養環境や療養者のニーズの変化がある．それに対応するための，看護実践上の要請を背景として展開・発展してきた．

　今後，居宅にかぎらず，多様な環境で療養生活を送る看護の対象の増加が見込まれる．在宅看護の対象や看護実践を学ぶことは，変化している在宅医療福祉のニーズを考えていくうえで意義がある．訪問看護ステーション，地域包括支援センター，居宅介護支援事業所など，多職種の協働・連携が重要である．臨地実習では在宅看護や介護，老人健康相談などが実際に行われている場を通して，在宅看護の機能・役割などを学習する．

　在宅看護論実習の科目編成は，それぞれの学校のカリキュラムや実習施設および地域性などにより異なると思われる．本稿では在宅看護論実習科目の編成を「在宅看護論実習Ⅰ」と「在宅看護論実習Ⅱ」と設定し，以下に説明してみたい．

　「在宅看護論実習Ⅰ」では在宅ケアを必要とする在宅療養者と家族のニーズおよび生活特性を理解し，訪問看護ステーションの運営・役割・機能および看護の実際を学ぶ．また，在宅ケアを円滑に進めるための医療保障制度，介護保険制度，高齢者の医療の確保に関する法律，障害者手帳，支援体制を学び在宅看護実践の基礎的能力を養う．

　「在宅看護論実習Ⅱ」では，地域高齢者が住み慣れた場所で尊厳のある生活を継続するために必要な予防的・継続的ケアマネジメントの実際や社会資源活用の内容・ケア支援体制について学ぶ．また，健康保持増進・介護予防・権利擁護についてのケア資源を学び，地域包括支援センターにおける看護職の役割と機能について学ぶ．さらに，外来における実習では，退院支援や継続看護および外来看護師の役割・機能を学ぶ．

（2）在宅看護論実習科目構成

　在宅看護論実習（2科目，2単位，90時間）
　在宅看護論実習Ⅰ：1単位45時間：3年次通年配当：訪問看護ステーション（4日間）
　在宅看護論実習Ⅱ：1単位45時間：3年次通年配当：地域包括支援センター（2日間）・外来（2日間）

（3）在宅看護論臨地実習目的

　在宅看護の対象（本人と家族）のニーズおよび生活特性を理解し，在宅で健康障害をもちながら暮らしている人々と家族の尊厳を守り，その人らしい療養生活の継続に向けた多職種との連携・協働体制を学ぶ．また，訪問看護ステーションの運営・機能・役割・看護活動の実際を学び看護実践能力を養う．さらに，地域包括支援センターの住民に対する事業・役割・活動の実際を学ぶ．継続看護における外来看護の役割と実際を知る．

（4）在宅看護論実習目標

① 地域で暮らす人々とその家族の健康上の課題を理解し，健康回復・維持・増進・予防への援助方法を学ぶ．
② 地域で暮らす人々を「生活者」と捉え，生活のなかでの支援活動の実際を学ぶ．
③ 地域で暮らす人々と家族の意思を尊重した支援方法を学ぶ．
④ 他職種の役割・機能を理解し，在宅看護の調整的役割の重要性を理解する．
⑤ 対象の健康問題をアセスメントし，解決するための援助方法を考えることができる．
⑥ 在宅療養者の生活を支援するために社会資源を活用することの必要性が理解できる．
⑦ 各種保険制度によるサービス提供の場や職種および方法の違いが理解できる．
⑧ 保健医療福祉チームの一員として他職種と連携し，支援することの重要性を理解する．
⑨ 個人の生活の場に他人が訪問することの意味を考え，利用者に配慮した行動がとれる．
⑩ 訪問看護ステーションの管理・運営・活動について理解する．

（5）在宅看護論実習の展開

在宅看護論実習2単位，90時間を配置し展開する．
　1週目：月曜日→オリエンテーション・事前学習（学内）
　　　　 火曜日・水曜日→地域包括支援センター（午前9：00～午後4：00）
　　　　 木曜日・金曜日→病院の外来（午前9：00～午後4：00）
　2週目：月曜日～木曜日→訪問看護ステーション（午前9：00～午後5：00）
　　　　 金曜日→まとめ：実習施設別学習内容発表会，実習記録の整理

事前学習とは実習施設の実習を開始前に学生が実習に必要な準備・学習等を行うことをいう．

在宅看護論実習では，事前学習として訪問マナー，社会保障制度，在宅看護技術の確認，地域包括支援センターの機能・役割・活動，高齢者の権利擁護等について学習しておく．

3）在宅看護論実習Ⅰの展開

（1）在宅看護論実習Ⅰの実習項目

インテーク（初回訪問），かかりつけ医，訪問看護，病状観察，社会資源の活用，介護負担軽減，専門職・ボランティアチームとの連携，日常生活援助，家族指導，リハビリテーション，介護用品の利用，医療・看護処置，訪問看護で使用する記録（例：看護指示書，訪問看護報告書），ケアプラン．

（2）臨地実習の展開

　実習開始前の準備，実習開始・中・終了までの動きおよび実習内容，実習方法，カンファレンス等については，実際には実習ガイダンスで本学規定の「在宅看護論実習要項」を用いて実施している．具体的には次の通りである．

実習開始前
① 在宅看護論実習Ⅰに関するオリエンテーション
② 在宅看護論実習要項を用いて，実習施設・実習目的・内容・方法・必要物品（手指消毒・履き替え用靴下，雨具）等について説明を受ける．
③ 実習課題レポート，実習看護技術体験表の記載，提出方法の説明を受ける．
④ 下記の事前学習を行い知識・技術を実践可能なレベルまでに習得しておく．
　・介護保険制度の目的・対象・手続きの流れ・サービス内容
　・医療保険制度と介護保険制度による訪問看護の対象・サービス・費用負担
　・障害者自立支援法の目的・対象・手続き方法・おもなサービス・費用負担
　・障害者手帳の種類
　・在宅療養者に多い疾患と症状，治療・処置，看護
　・訪問時のマナー
⑤ その他
　・施設の住所・交通・最寄り駅・時刻表・所要時間の確認を事前に行う．
　・検査（胸部レントゲン撮影）結果（施設で提出が必要とされる場合）
　・自転車（大学所有）を使用する施設と使用上の説明
　・学生のアレルギー（動物・その他）調査を行い，事前に施設に報告する．

1日目から4日目の動き
① 実習出席簿を提出（毎日）する．
② 「本日の目標」「行動計画」を実習指導者に報告する．
③ 実習施設の責任者または実習担当者からオリエンテーションを受ける．
④ 訪問対象者の説明を受け情報収集を行う．
⑤ 訪問看護師と同行訪問を行う．同行訪問担当看護師に疑問点を質問する．
⑥ その日の訪問終了時には，学生同士で情報交換し，学習を広げ深める．
⑦ 実習記録用紙様式1（**表Ⅱ-51**）の記録を行い，実習指導者に提出する．
⑧ 翌日の訪問ケースの情報収集を行い，訪問目的・援助方法を検討し，実習指導者に確認する．
⑨ 施設長，臨床指導者等へ挨拶を行い，1日の実習を終了する．

4日目（最終日）の動き
　・評価表に自己評価を記入し，次に臨床指導者から評価を記入してもらい帰校日に指示された方法で教員に提出する．
　・カンファレンスはテーマを決め，学生が司会を行い，指導者の助言を受ける．
　・カンファレンス終了後，記録様式1（**表Ⅱ-51**）を記入し臨床指導者へ提出する．

表Ⅱ-51　様式1

在宅看護論実習Ⅰ・Ⅱ共通記録用紙

1日の目標・行動計画記録用紙
実習科目名（ステーション・包括支援センター・外来）に○を付けて下さい．
実習年月日（　　年　　月　　日）（　）曜日　氏名
今日の目標

行動計画（午前）	行動計画（午後）
実習内容（経時的）《訪問・見学・体験》	実習内容（経時的）《訪問・見学・体験》

目標に対して学んだことおよびその他で学んだこと
指導者記入欄

帰校日の動き

① 1限の授業開始時間に指定された教室に集合する．
② 実習出席簿を教員に提出する．
② 実習グループ（各訪問看護ステーション）ごとに実習体験を報告し，学びを共有する．
③ 各様式の実習記録・課題レポート・看護技術体験表等の整理・まとめを行い指定された方法・場所・時間に教員に提出する（研究室・16：00）．
⑤ 学生のグループリーダーはカンファレンス記録（所定の用紙）を提出する．

（3）役割の分担

　実習指導体制は教員側と臨地側指導者（ここでは訪問看護ステーションの看護師）で，それぞれの役割を分担する．教員側は，2名の教員と1名の助手である．各訪問看護ステーション〔筆者の学校では6グループ（6〜8施設：1施設2名の計12〜14名）〕が同時期に実習している．教員の受け持つ施設数は，1名当たり2〜3施設で，学生の学習状況・施設側指導者と調整，実習記録内容指導，カンファレンス参加，評価表の記入等を担当する．施設側指導者は訪問看護ステーションの管理・運営・機能・活動，利用者説明，学生の行動計画および実習記録内容の確認とコメント，同行訪問，カンファレンス参加，評価表の記入などを担当する．また，筆者の学校では施設側との連携を重視し，2月下旬に訪問ステーションの管理者を学校に招き，実習のまとめと次年度の実習計画の説明を行っている．

（4）実習記録

　「在宅看護論実習Ⅰ」で用いるおもな実習記録は，前掲表Ⅱ-51の様式1「在宅看護論実習Ⅰ・Ⅱ共通記録用紙」，様式2「関連図記録用紙」である．そのほかに様式3「看護過程展開用紙」，様式4「情報分析用紙・看護計画用紙」があるが，様式3・4は，看護過程展開様式として一般的に採用されている内容（情報・アセスメント・問題点・看護計画）と同様であるためここでは省略する．ほかに，様式5「在宅看護論実習Ⅰ評価表」（表Ⅱ-52），様式6「在宅看護論実習Ⅱ評価表」（表Ⅱ-53）がある．
　様式7「在宅看護論実習Ⅰ・Ⅱ技術体験表」（表Ⅱ-54）は，全在宅看護実習で体験した看護技術を確認する．
　様式1（表Ⅱ-51）は，その日の実習計画を午前・午後に分けて記入し，実習内容欄には，その日に訪問・見学・体験したことを経時的に記入し，実習で学んだことの欄には，その日の実習体験全体から学んだこと，感じたことを自分の言葉で具体的に体験例を挙げて記入する．
　様式2（図Ⅱ-3）は訪問ケース1例を取り上げ，全体像を作成する．様式3は，様式2のケースについて看護計画を立案し，記入する．実習記録の内容に求めるものとして，在宅療養者とその家族の療養生活上の問題に対して，訪問看護師はどのように把握・判断・援助計画を考え実施していたかを，実際に訪問したケースを通して，感じたことや学んだことを書く．訪問看護師という存在をどのように感じたのか具体的な場面を通して書くよう求める．

表Ⅱ-52　様式5

在宅看護論実習Ⅰ　評価表

実習期間	学籍番号・氏名	出席総数	評価			
月　日〜 月　日		臨　地（　　）日 帰校日（　　）日				
	評　価　項　目		配点	学生	指導者	教員
1	オリエンテーションに出席し，重要な点を認識している					
2	事前学習が確実にできている					
3	今日の実習を明確に報告し，助言を受けることができる					
4	在宅療養者と家族の情報収集ができる					
5	在宅療養者と家族の療養上の特徴が理解できる					
6	在宅療養者と家族のニーズを把握できる					
7	在宅療養者と家族の療養上の課題の解決方法がわかる					
8	在宅療養者が利用の保健制度と活用の資源がわかる					
9	在宅療養者の援助を実施できる					
10	在宅療養者と家族の相談・指導が理解できる					
11	保健医療福祉チームの活動・連携の実際が理解できる					
12	個人情報・自己決定・秘守義務について理解できる					
13	ステーションのある地域の特徴が理解できる					
14	施設内看護と在宅看護の違いが理解できる					
15	言葉遣い・身だしなみ・マナーが守られている					
16	実習中の疑問を相手に伝え解決できる					
17	提出物は指示された通り提出期限内に提出できる					
18	出席管理ができる（出席1日×4点・早退・遅刻－3点）					
評価基準	4：自分ひとりの力で達成できた 3：少しの指導を受けて目標が達成できた 2：多くの指導を受けて目標が達成できた 1：指導を受けても目標が達成できない		①〜⑰……80点 ⑱……20点			
実習指導者記入欄						

表Ⅱ-53　様式6

在宅看護論実習Ⅱ　評価表

実習期間	学籍番号・氏名	出席日数			評価
		学内	地域包括	外来	

	評価項目	配点	学生
1	目標を明確に報告し，助言を受けることができる		
2	地域包括支援センターの役割・機能が説明できる		
3	地域住民のニーズを知ることができる		
4	地域包括支援センターの活動の実際を知ることができる		
5	地域包括支援センターの事業（サービス）の必要性が理解できる		
6	外来実習の目標が明確である．助言を受けることができる		
7	外来を利用する人や家族のニーズが理解できる		
8	外来の機能・看護師の役割の実際を理解することができる		
9	継続看護に必要な他部門・機関との連携がわかる		
10	学内オリエンテーションに出席し，実習に必要な点を確認できる		
11	課題の事前学習を通して自らも課題をみつけ取り組む		
12	挨拶・言葉遣い，身だしなみ，服装などマナーが守れる		
13	疑問を指導者に適切に表現し伝えることができる		
14	提出物は提出期限に提出できる		
15	健康管理ができる（出席1日4点，早退・遅刻3点）		
評価基準	4 自分一人の力で目標を達成できた 3 少しの指導を受けて目標が達成できた 2 多くの指導を受けて目標が達成できた 1 指導を受けても目標が達成できない		

表II-54 実習看護技術体験・見学表

〈学生が臨地実習において実施できる看護行為〉ステーション・外来共通
記入方法：学生が実施したものは，○を●に塗りつぶす．
＊実習場所を○で囲む（ST…訪問看護ステーション）

在宅看護論実習I・II　実習看護技術表①　　学籍番号　　　　氏名

技術項目	指導者と一緒に実施	指導者の実施を見学
1）体温の記録	○（外来・ST・包括）	
2）観察の記録	○（外来・ST・包括）	
3）実施した援助の報告	○（外来・ST・包括）	
4）援助の説明と同意を得る	○（外来・ST・包括）	
5）対象者への挨拶	○（外来・ST・包括）	
6）対象者の特徴やニーズを捉える	○（外来・ST・包括）	
7）対象者の気持ちを受け止める	○（外来・ST・包括）	
8）看護用品の工夫		○（外来・ST・包括）
9）社会資源の活用		○（外来・ST・包括）
10）成長発達を踏まえた教育・指導		○（外来・ST・包括）
11）セルフケア指導（禁煙・運動・食生活・飲酒・ストレス緩和）		○（外来・ST・包括）
12）集団指導		○（外来・ST・包括）
13）バイタルサイン（体温・脈拍・呼吸・血圧）の観察	○（外来・ST・包括）	
14）測定（身長・体重）	○（外来・ST・包括）	
15）病状・病態の観察	○（外来・ST・包括）	
16）検体の採取と取り扱い方（採尿・尿検査）	○（外来・ST・包括）	
17）検査時の援助（心電図モニター・パルスメーター・スパイロメーターの使用）	○（外来・ST・包括）	
18）検体の取り扱い方（採血・血糖測定）		○（外来・ST・包括）
19）検査時の援助（胃カメラ・気管支鏡・腰椎穿刺・12誘導心電図）		○（外来・ST・包括）
20）感染予防（援助前後の手洗い）	○（外来・ST・包括）	
21）感染性廃棄物の取り扱い	○（外来・ST・包括）	
22）無菌操作		○（外来・ST・包括）
23）事故防止（ベッド柵の取り扱い・室内の転倒危険場所の確認）	○（外来・ST・包括）	
24）対象者の安楽な体位の保持	○（外来・ST・包括）	
25）ボディメカニクス	○（外来・ST・包括）	

表Ⅱ-54 実習看護技術体験・見学表（つづき）

在宅看護論実習Ⅰ・Ⅱ　実習看護技術表②　　　学籍番号　　　　　氏名

技　術　項　目	指導者と一緒に実施	指導者の実施を見学
26）環境整備（温度・湿度・換気・騒音・採光・プライバシーの保護）	○（外来・ST・包括）	
27）リネン交換	○（外来・ST・包括）	
28）食事介助	○（外来・ST・包括）	
29）栄養管理（経管栄養・経静脈栄養・胃瘻栄養）		○（外来・ST・包括）
30）自然排尿・排便の援助	○（外来・ST・包括）	
31）便器・尿器の使用	○（外来・ST・包括）	
32）オムツ交換	○（外来・ST・包括）	
33）失禁ケア	○（外来・ST・包括）	
34）膀胱内留置カテーテル法（管理）	○（外来・ST・包括）	
35）ストマケア		○（外来・ST・包括）
36）導尿・浣腸・摘便		○（外来・ST・包括）
37）膀胱内留置カテーテル法（カテーテル挿入）		○（外来・ST・包括）
38）全身清拭	○（外来・ST・包括）	
39）入浴介助・手浴・足浴	○（外来・ST・包括）	
40）洗髪	○（外来・ST・包括）	
41）陰部洗浄	○（外来・ST・包括）	
42）マウスケア	○（外来・ST・包括）	
43）整容	○（外来・ST・包括）	
44）寝衣交換	○（外来・ST・包括）	
45）麻痺のある人の入浴介助		○（外来・ST・包括）
46）輸液ラインのある人の寝衣交換		○（外来・ST・包括）
47）体位変換	○（外来・ST・包括）	
48）移送（車椅子）	○（外来・ST・包括）	
49）歩行・移動の介助	○（外来・ST・包括）	
50）関節可動域訓練		○（外来・ST・包括）
51）移送（ストレッチャー）		○（外来・ST・包括）

表Ⅱ-54 実習看護技術体験・見学表（つづき）

在宅看護論実習Ⅰ・Ⅱ 実習看護技術表③　　学籍番号　　　　氏名

技 術 項 目	指導者と一緒に実施	指導者の実施を見学
52）酸素吸入・軌道内加湿の準備・介助	○（外来・ST・包括）	
53）体温調整	○（外来・ST・包括）	
54）吸引		○（外来・ST・包括）
55）体位ドレナージ		○（外来・ST・包括）
56）人工呼吸器装着中の患者のケア		○（外来・ST・包括）
57）酸素ボンベの操作		○（外来・ST・包括）
58）呼吸リハビリテーション		○（外来・ST・包括）
59）褥瘡の予防	○（外来・ST・包括）	
60）気管切開部のガーゼ交換		○（外来・ST・包括）
61）創傷処置（褥瘡処置他）		○（外来・ST・包括）
62）経口・経皮・外用薬の与薬の確認・介助	○（外来・ST・包括）	
63）直腸内与薬方法		○（外来・ST・包括）
64）点滴静脈内注射・中心静脈栄養の管理		○（外来・ST・包括）
65）皮内・皮下・筋肉内・静脈内注射の方法		○（外来・ST・包括）
66）輸液ポンプの操作		○（外来・ST・包括）
67）意識レベルの把握	○（外来・ST・包括）	
68）救急法		○（外来・ST・包括）
69）気道確保		○（外来・ST・包括）
70）気管内挿管		○（外来・ST・包括）
71）人工呼吸		○（外来・ST・包括）
72）閉鎖式心マッサージ		○（外来・ST・包括）
73）除細動		○（外来・ST・包括）
74）止血		○（外来・ST・包括）

図Ⅱ-3 様式2（全体像）

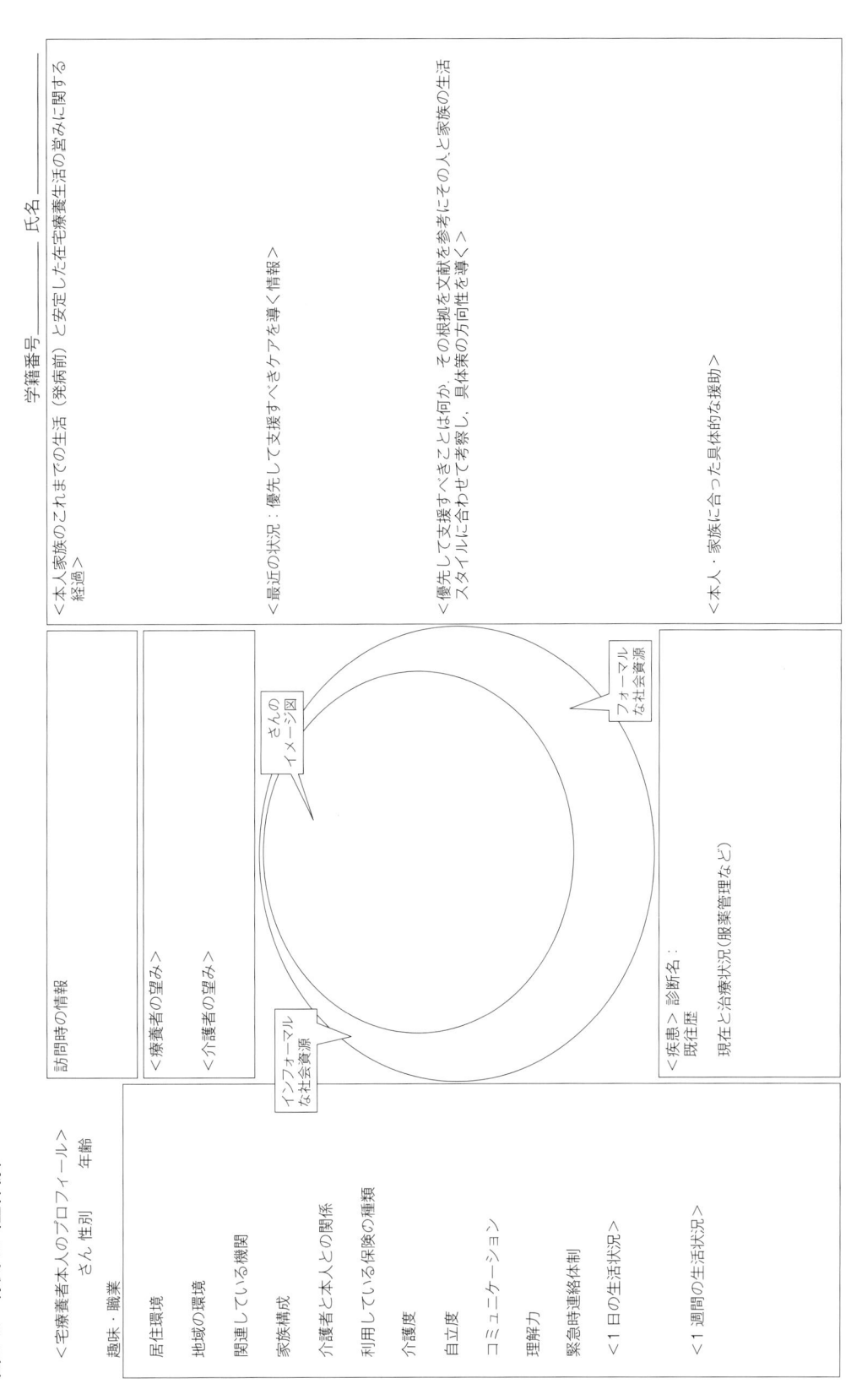

学籍番号＿＿＿＿＿　氏名＿＿＿＿＿

<宅療養者本人のプロフィール>
＿＿＿＿さん　性別　年齢

趣味・職業

居住環境
地域の環境
関連している機関
家族構成
介護者と本人との関係
利用している保険の種類
介護度
自立度
コミュニケーション
理解力
緊急時連絡体制
<1日の生活状況>
<1週間の生活状況>

訪問時の情報

<療養者の望み>

<介護者の望み>

インフォーマルな社会資源

＿＿＿さんのイメージ図

フォーマルな社会資源

<疾患> 診断名：
既往歴
現在ど治療状況(服薬管理など)

<本人家族のこれまでの生活（発病前）と安定した在宅療養生活の営みに関する経過>

<最近の状況：優先して支援すべきケアを導く情報>

<優先して支援すべきことは何か、その根拠を文献を参考にそのひとと家族の生活スタイルに合わせて考察し、具体策の方向性を導く>

<本人・家族に合った具体的な援助>

（5）実習評価

在宅看護論実習Ⅰの評価表は，様式5（表Ⅱ-52）を用いて，学生・施設指導者・教員が記入する．記入の順序は，最初に学生が記入し，次に施設指導者が記入後に学生が回収しすべての実習記録と一緒に担当教員・助手に提出する．その後，担当教員は助手の意見も参考にして，評価表を完成させる．評価表は在宅看護論を担当する教員が最終調整を行い単位を認定する際の資料とする．

4）在宅看護論実習Ⅱ（地域包括支援センター実習）の展開

（1）実習目的

地域包括支援センターの地域における活動の実際を学び，地域高齢者とその家族へ果たす役割・機能を理解する．

（2）実習目標

① 地域包括支援センターの運営・機能・役割を学ぶ．
② 地域包括支援センターが支援を行う対象を理解する．
③ 地域包括支援センターの利用者のニーズを知る．
④ 地域包括支援センターにおける保健・医療・福祉サービスの実際を学ぶ．

（3）実習項目

要支援者訪問，ケアプラン作成，訪問認定調査，書類手続き代理，安否確認，金銭管理，介護力把握，介護負担相談，虐待把握，家事負担，病状把握，介護予防，転倒予防，外出の促し，生活スタイルの提案．

（4）実習の展開

地域包括支援センター実習の展開では，学生の動きを「実習前，実習中，実習終了時，帰校日」等に分けて，下記に記載する．

実習前の動き

① 在宅看護論実習Ⅱ-1のオリエンテーションを受ける．
② 事前学習を行う．
③ 地域包括支援センターの目的と機能・役割，包括支援センターの所在地（区）の人口等をオリエンテーション開始前までに調べる．
④ 実習施設の住所，交通機関，最寄り駅，時刻表，所要時間等の確認を行う．
　事前学習は，実習記録提出時に提出する．

> 実習中の動き

① 実習出席簿を施設指導者に毎日提出する.
② 様式1（表Ⅱ-51）に記載の「1日の目標・行動計画」を報告し，助言を受ける.
③ 実習施設の指導者からオリエンテーションを受ける.
④ 地域包括支援センターのサービス・事業・活動〔窓口相談，家庭訪問，施設サービス（食事会参加は自己負担）〕へ参加・見学する.
　施設により事業内容が異なるので，参加できる事業内容のなかで対象者のニーズを理解し，実習目標が達成できるように学習する.
⑤ 2日目に学生が司会を担当しカンファレンスを実施する．実習目標の達成状況，疑問点などから学びを共有する.
⑥ 様式1（表Ⅱ-51）は施設指導者に提出し助言を得る.
⑦ その日の実習終了時には指導者に挨拶する．最終日は施設長・指導者に挨拶を行い，実習を終了とする.

> 帰校日・実習後

① 1限目に指定された教室に集合し，出席簿を提出する.
② 実習グループごとに実習での学びを報告し，学びを共有する.
③ 実習記録，課題レポートをまとめ，指定の時間に教員に提出する.
④ カンファレンス記録用紙を提出する.
⑤ 実習記録は「在宅看護論実習Ⅰ・Ⅱ」共通記録「様式1」（表Ⅱ-51）を用いて記録し，実習終了後に担当教員・助手に提出する．記録内容でとくに求めることとして，地域包括支援センターを利用するのはどのような住民なのか，それに対して職員（どの職種）がどのような制度・資源を使って支援をしているか記入する.
⑥ 実習施設にグループ別に礼状を書き教員に確認してもらう.

（5）実習評価

実習評価は，「在宅看護論実習Ⅱ」評価表として様式6（表Ⅱ-53）を用いて実施する．記入は学生と教員で行う．学生が先に記入し，すべての実習記録と一緒に教員に提出する．その後，教員が記入し，最終的に在宅看護論を担当した教員間で調整し，助手の意見も参考にしながら最終評価を記入し，教務課に提出する．

5）在宅看護論実習Ⅱ（外来実習）の展開

（1）実習目的

病院の外来診療・看護活動を通して，外来における地域への継続医療・看護の果たす役割を理解する．

(2) 実習目標

① 外来の機能を知り，継続看護の役割および活動の実際を学ぶ．
② 外来の利用者とその家族のもつ健康生活上の課題を理解する．
③ 在宅医療・看護に必要な他機関との連携の実際を学ぶ．

(3) 外来実習の展開

外来実習の展開は学生の実習にかかわる動きを「実習前・実習中・実習後・帰校日」に分けて，それぞれの内容を記載している．実習記録は，前掲の「在宅看護論実習Ⅰ・Ⅱ」に共通の記録用紙「様式1」（表Ⅱ-51）を用いて記録を行う．とくに実習記録内容に求めるものとして，外来看護師が外来を訪れる患者や家族に対して，在宅療養が継続できるよう，実際の支援場面を通して学んだことを記入する．

実習前の動き

① 事前学習を行う．外来の機能・看護師の役割，継続看護，各外来別の疾患・治療・処置等を調べ，学内オリエンテーション時までに教員が確認する．
② 交通機関等は他の実習前の動きと同様に行う．

実習中の動き

① 様式2（図Ⅱ-3），「今日の目標」，「行動計画」を指導者に報告する．
② 各外来の指導者からオリエンテーションを受ける．
③ 外来診療の流れに沿い看護を見学・実施する．
④ 実習記録は毎日実習指導者に提出し，助言を得る．
⑤ 2日目に学生が司会し，カンファレンスを行う．
⑥ 最終日は指導者に挨拶し，実習を終了する．

帰校日の動き

他の在宅看護論実習の動きと同様である．

(4) 外来実習評価

外来実習の評価は，前掲の「在宅看護論実習Ⅱ」評価表の様式6（表Ⅱ-53）を用いて，学生が先に記入し，すべての実習記録と一緒に教員に提出する．その後，担当教員間で調整し，助手の意見も参考にしながら評価表に記入し，教務課に提出する．

■参考文献
1) 看護基礎教育の充実に関する検討報告．厚生労働省，2007．
2) 臨地実習要項　共通要項．共立女子短期大学看護学科．2011
3) 臨地実習要項　在宅看護論実習Ⅰ・Ⅱ．共立女子短期大学看護学科，2011．
4) 矢野章永：カリキュラム改正の概要と今後対応すべき視点．看護人材教育，日総研出版，2008．

2 看護の統合と実践領域

1）臨地実習の目的・意義・考え方について

　本稿で参考にする(専)京都中央看護保健大学校は，保健師・看護師の統合カリキュラム教育実施校である．専修学校における統合カリキュラム教育は，地域を視野に入れ，保健的な看護実践能力をも有する看護実践者の育成を目指すもの，と筆者は理解している．

　今後，看護師教育のあり方が変化し，看護師基礎教育課程を4年の修業年限で実施する養成機関が増えることが期待される．その場合は，現行の統合カリキュラム教育が目指すものの一部は到達可能であり，それは，これからの看護師養成施設の特徴として位置づけられるものであると筆者は考えている．

　したがって，以下の内容は，地域や保健活動を視野に入れた，特徴ある看護師基礎教育課程のものと理解していただければと願う．

(1) 臨地実習の目的

　対象との相互作用のなかで，既習の知識と実践との結びつきを再確認し，看護職者に求められる実践能力を養う．

(2) 臨地実習の目標

① 対象者の身体的，精神的，社会・文化的な側面を統合し，理解する．
② 相互依存の概念に基づき，人間関係を構築し，援助的関係を形成する．
③ 発達段階と健康レベルを査定し，問題解決思考を用いて，看護を計画的に実践する．
④ 対象者の意志決定を支え，倫理的な看護を実践する．
⑤ 対象の状態や変化に応じて，疾病の予防，健康回復，苦痛の緩和にかかわる看護を実践する．
⑥ 対象の生活の質を向上するために社会資源を活用する
⑦ 保健・医療・福祉チームにおける看護職者の果たす役割と機能を認識し，他職種と協働する意義を理解する．
⑧ 看護実践を振り返り，自らの看護実践能力を評価し，次なる目標を設定し，看護職者としての能力向上に向けて努力する．

（3）臨地実習の意義

看護は実践学である．したがって，臨地実習を通して得るものは看護実践能力を育成するのに不可欠な学習成果であり，その場における体験は，机上の学習では補うことができないものである．

したがって，臨地実習での体験は許される範囲，最大限のものであることを期待するとともに，その貴重な体験が確実な学習成果として定着できるように，効果的なリフレクションを行う必要がある．

また，臨地実習は看護実践者として，必要な専門的知識，技術の習得に欠かせないだけでなく，倫理的態度や臨床判断能力の育成にも不可欠な学習である．

（4）臨地実習で大切にしたいこと

臨地実習は授業形態の1つであり，学生にとっては学習の場であるとともに，そこで出会う対象にとっては，そこは生命をかけた生活の場である．この両者の立場が共存するのが，臨地実習である．

したがって，学習者と同時に，援助者として「そこにある」という心構えをしっかりもち，適切な援助を行うように努める必要がある．また，よりよい看護実践は看護倫理を全うすることであり，看護者の倫理綱領を常に意識して臨地実習を行うことが大切である．

2）看護の統合と実践実習（以下，統合実習）の意義とその考え方

新人看護師の離職につながる背景には，図Ⅱ-4のようなさまざまな要因が複雑に絡み合っている．総じてみると，卒業時の看護実践能力は低下しているといわざるを得ない実情である．

田中は新しい教育評価の構想のなかで，「真正性」[1]を強調している．筆者は実践能力を育成し，評価するのに田中のいう「真正性」は欠くことのできないものと考える．「真正性」とは，具体的には，①評価する課題や活動がリアルなもの，②その課題に取り組むためには総合力や応用力といった深い理解が必要なもの，をいう．

この視点から臨地実習を振り返ってみると，生命の危機的状況のなかで，闘病生活を送る「場」での実習は「リアル」であり，「総合力」や「応用力」という深い理解が求められる学習の場である．したがって，臨地実習は，看護実践能力を育成するのに欠かせない教育方法であり，その評価は，看護実践能力を評価することにほかならない．

一方で，看護実践を別の視点で捉えると，一人の受け持ち患者だけをみて，診療の補助技術など身体侵襲を伴うものは極力避け，不安が増す夜間の患者も知らないで行う看護実践は，一方向からみた「リアル」といえないだろうか．チームの一員として，看護活動の場にあって学ぶこともまた，実践能力の育成のための大切なプログラムであると考える．

前述したように，卒業時の看護実践能力の低下を認めるに至った一因に，一方向からのリアルさを追求し，看護過程や受け持ち患者看護を中心とした実習方法が最善として展開

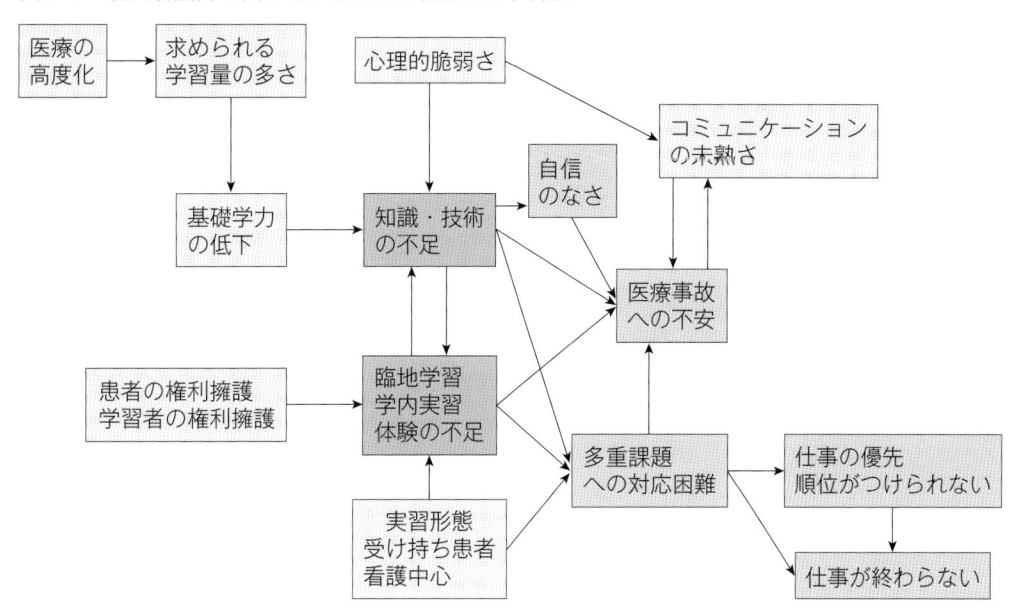

図Ⅱ-4 新人看護師の困っていることを引き起こす背景

してきたことを挙げたい．

　その意味において，新しく設定された統合実習は，看護実践能力育成に大きな成果をもたらすものと期待したい．そして，平成23年3月末に示された看護師等養成所の運営に関する指導要領等では，「能力育成」「領域を超えた教育内容」が強調されており，現在，2単位と指定されている統合実習は今後，さらに大きなウエイトを占めるものになるのではないかと考える．

　学習の順序については，専門領域別実習を概ね終える時期に，一人の患者の看護だけでないこと，活動の場の全体をみること，そして，臨床の現場を身近に捉えることを意図して設定するのがよいと考える．

3）統合実習の目的・目標

①実習目的

　看護専門職者として，自己の課題を明確にし，自己研鑽する能力を養うとともに，看護チームの一員として，実務に即した看護実践に主体的に取り組み，看護実践能力の向上を目指す．

②実習目標

　a）臨床の場で起こるさまざまな状況に対する判断力を養う．
　b）患者の状況に応じて，安全に看護を実践する能力を養う．
　c）看護チームの一員であることを自覚し，自らの判断・行動に対する責任感を養う．
　d）チーム医療におけるマネジメントの実際を通して，基礎的なマネジメント能力を養う．
　e）看護実践における自己の課題を明確にするとともに，自己研鑽する能力を養う．

③到達目標

表Ⅱ-55を参照.

4）配当時期，単位数，実習項目

①配当時期

最終学年．専門分野Ⅱ実習の最終実習場で，原則として，そのままその病棟で，継続し統合実習を行う．

②実習施設および病棟

成人看護学実習（回復期リハ病棟，周手術期病棟），老年看護学実習（療養病床），精神看護学実習（病棟），小児看護学実習（病棟），母性看護学実習（病棟）

③先修条件の設定

専門分野Ⅱおよび在宅看護論の臨地実習を履修し，単位修得が見込めるもの

④単位数

2単位（90時間，12日間）

⑤実習項目：

　1）複数受け持ち実習：部屋単位で受け持ち，4〜6人部屋を複数の学生で担当する．
　2）業務別看護実習：注射担当，回診担当，処置担当，検査出しなどの業務を見学のうえ，一部体験する．
　3）時間差実習：夜勤帯の実習で，イブニングケアなどを体験する．
　4）看護管理実習：病棟看護師長，チームリーダーなどの業務を見学実習する．
　5）医療チーム・地域連携実習：地域連携室などにおける業務を見学実習する．

⑥実習評価（単位認定）

最終評価は「合否」とする．出席日数を満たし，日々の実習記録による振り返りができ，今後の自己の課題が明確にできれば合格とする．

5）臨地実習の展開

①実習開始前の準備

● 施設側への説明

　a）実習指導者会議において，実習の趣旨・目的・目標・展開等を指導者に説明する．
　b）統合実習を行う実習病院および病棟の指導者と，上記の内容を踏まえ，具体的な実習展開についての打ち合わせを行う．

● 学生側へのガイダンス

　a）年度当初の臨地実習オリエンテーションで統合実習の趣旨・目的・目標・展開等について説明する．
　b）統合実習前のオリエンテーションで，再度，以下の（1）〜（7）について説明するとともに，事前課題を課す．

表Ⅱ-55 統合実習の実習目標と到達目標

実習目標	到達目標
1）臨床の場で起こるさまざまな状況に対する判断力を養う	(1) 判断に必要な情報は何かを考えることができる (2) 事前に必要な情報を収集することができる (3) 自らの現在の能力を超えると判断する場合は、適切な人に助言を求めることができる (4) 優先順位を判断することができる (5) いくつかの選択肢を考えることができる (6) 選択肢のなかから、有効なものを選ぶことができる (7) 選択肢を選んだ根拠を説明することができる
2）患者の状況に応じて安全に看護を実践する能力を養う	(1) リスクを予測することができる (2) リスクを回避する方法を考えることができる (3) リスクを回避することができる
3）看護チームの一員であることを自覚し、自らの判断・行動に対する責任感を養う	(1) 看護現場で起こっていることを見聞きし、状況要因や文脈を考えることができる (2) 他者から受け取ったメッセージを、正しく他者にフィードバックすることができる (3) 自己の判断・行動について、タイムリーに報告・連絡・相談をすることができる (4) 看護チームのメンバーと円滑なコミュニケーションをとることができる
4）チーム医療におけるマネジメントの実際を通して、看護における基礎的なマネジメント能力を養う	(1) 病院・病棟における看護マネジメントの実際を理解することができる (2) 病院・病棟における看護マネジメントの重要性を考察することができる (3) チーム医療における協働の実際を理解することができる (4) 看護師に求められる情報管理・安全管理・物品（薬剤）管理・コスト管理について考えることができる
5）看護実践における自己の課題を明確にするとともに、自己研鑽する能力を育成する	(1) これまでの専門領域別実習を振り返り、看護実践能力における自己の課題を明確にすることができる (2) 専門領域別実習における自己の課題から、統合実習に期待する目標を具体的に記述することができる (3) 体験シートを活用して、日々の看護実践を自己評価することができる (4) カンファレンスにおいて自己の課題と達成状況をわかりやすくプレゼンテーションすることができる (5) 統合実習を通して明らかになった自己の課題について、今後の学習計画を立てることができる (6) 統合実習の実践を通して看護専門職者としての課題と展望を述べることができる

・説明項目
　　（1）統合実習のねらい，（2）統合実習の目的・目標，（3）実習展開例，（4）カンファレンス，（5）記録について，（6）実習評価について，（7）統合実習での期待
・事前学習課題の提示
　　「これまでの看護実践を振り返り，統合実習における自己の課題を明確にする」というテーマでA4用紙1枚にまとめて提出すること．

②実習展開と留意点

　a）実習展開例　　表Ⅱ-56
　b）留意点
・実習展開は前項⑤実習項目の1）～5）を組み合わせて，実習する．
・1）の複数受け持ち実習は5日間経験する．
・3）の時間差実習は複数受け持ち実習を3日以上経験したのち経験するのが望ましい．
・3）の時間差実習は夜勤帯の実習であり，開始時間，終了時間は，正規の時間とは違うので注意すること．
・カルテの記載は原則として行わない．

③カンファレンスについて

ねらい：自己の課題，統合実習の目標を意識して，目標達成に向けて主体的に学習行動をとることができる

　a）初回（実習初日）統合実習における自己の課題のプレゼンテーション
　b）中間（実習7日目前後を目処に開催）自己の課題の中間評価と後半に向けた課題確認のプレゼンテーション
　c）最終（実習目標達成状況と今後の課題のプレゼンテーション）
　　　プレゼンテーションはA4用紙1枚程度にまとめた資料を準備し，学生の主体的な運営で，カンファレンスのねらいを達成するように努める．

④実習記録と提出物

　自己の課題を明確にして，学習計画を立て，それに沿って主体的な学習活動を行い，その成果を振り返り，学びを価値づけし，新たな自己の課題を見いだしていく過程を何より大切にしたいと考えている．そのため日々の学習記録は実習ポートフォリオとしてまとめることにする（表Ⅱ-57，58）．

　同時に，プレゼンテーション能力の育成を目指し，総括的な学習成果を確認する課題レポートの提出および，カンファレンスにおけるプレゼンテーション資料の作成を課題とする．具体的には以下の内容である．

　a）体験シート（表Ⅱ-57）
　自分の実習目標および実習計画に沿って体験したこと，学びの価値づけなどについて記述し，翌日指導者に提出して助言を得る．

　b）課題達成シート（表Ⅱ-58）
　自分の計画に沿って実践したことを統合実習の実習目標の視点から振り返り評価する．

表Ⅱ-56 実習展開例

	実習内容	実習課題
1日目	オリエンテーション ※初回カンファレンス 自己の課題のプレゼンテーション	自己の課題の明確化
	1）複数受け持ち実習（1回目） 同意確認，情報収集，スタッフ同行実習	受け持ち患者（複数）の情報整理と全体像の把握および行われている看護の理解
2日目	1）複数受け持ち実習（2回目） 前日の理解に基づき主体的に複数受け持ち実習を計画的に実践する	患者理解・状況判断の振り返り 安全性と安楽性の振り返り
3日目	1）複数受け持ち実習（3回目） 2日目の課題を克服するための計画を立てて，主体的に計画的に実践する	患者理解・状況判断の振り返り 安全性と安楽性の振り返り
4日目	2）業務別看護実習 注射係・回診係・処置検査係などの一部体験実習	業務別看護における安全性と安楽性の振り返り メンバーシップについて考える
5日目	3）時間差実習 スタッフ同行実習	昼間の時間帯以外の患者の理解をする（夜勤帯） 夜勤の看護業務の安全性と安楽性について考える
6日目	4）看護管理実習 病棟看護師長に付いて見学実習	病棟管理の実際を理解する
7日目	4）看護管理実習 チームリーダーに付いて見学実習	自分が行うべきマネジメントについて考える
8日目	5）医療チーム・地域連携実習	チーム医療における協働の意義と実際について考える
	※中間カンファレンス 自己の課題達成の中間評価と後半の課題のプレゼンテーション	自己の課題達成の中間評価と後半に向かう課題の明確化と11・12日目の実習計画立案
9日目	1）複数受け持ち実習（4回目） 患者の理解に基づき主体的・計画的に実践する	状況判断の振り返り 安全性と安楽性の振り返り
10日目	1）複数受け持ち実習（5回目） 患者の理解に基づき主体的・計画的に実践する	状態判断の振り返り 自分が行うべきマネジメント
11日目	1）・2）・4）・5）の選択 自分の学習計画に沿って，目標を明確にして計画的に実践する	目標に照らして自分の看護実践の振り返り
12日目	1）・2）・4）・5）の選択 自分の学習計画に沿って，目標を明確にして計画的に実践する	目標に照らして自分の看護実践の振り返り
	※最終カンファレンス 実習目標達成状況と今後の課題のプレゼンテーション	自己の学習の評価と今後の課題の明確化

表Ⅱ-57　体験シート

　　　　　　　　　　　　　　　　　　　　　　　　　　　　　　　実習　　　日目

　　　　　　　　　　　　　　　学籍番号　　　　　　学生氏名

本日の自己目標

体験したこと	
体験から得た価値ある学び	
翌日の課題	
助言	

表Ⅱ-58　課題達成シート

実習　　　日目

学籍番号（　　　　　）　学生氏名（　　　　　　　）

評価基準　4：優れてできる　3：できる　2：指導によりできる　1：できない

評価の視点（実習目標との関連番号）	1日目	
	自己評価	担当者名
①適切な状況判断をすることができる　　　　実習目標1	①4：3：2：1	コメント
②安全に看護を実践することができる　　　　実習目標2	②4：3：2：1	
③看護チームの一員として責任ある行動をとることができる　実習目標3	③4：3：2：1	
④看護師にもとめられる基礎的なマネジメントについて考えることができる　実習目標4	④4：3：2：1	
⑤自己の課題を明確にすることができる　　　実習目標5	⑤4：3：2：1	
⑥自己の課題達成にむけて主体的・計画的に学習することができる　実習目標5	⑥4：3：2：1	

2日目		3日目		4日目	
自己評価	担当者名	自己評価	担当者名	自己評価	担当者名
①4：3：2：1	コメント	①4：3：2：1	コメント	①4：3：2：1	コメント
②4：3：2：1		②4：3：2：1		②4：3：2：1	
③4：3：2：1		③4：3：2：1		③4：3：2：1	
④4：3：2：1		④4：3：2：1		④4：3：2：1	
⑤4：3：2：1		⑤4：3：2：1		⑤4：3：2：1	
⑥4：3：2：1		⑥4：3：2：1		⑥4：3：2：1	

5日目		6日目		7日目	
自己評価	担当者名	自己評価	担当者名	自己評価	担当者名
①4：3：2：1	コメント	①4：3：2：1	コメント	①4：3：2：1	コメント
②4：3：2：1		②4：3：2：1		②4：3：2：1	
③4：3：2：1		③4：3：2：1		③4：3：2：1	
④4：3：2：1		④4：3：2：1		④4：3：2：1	
⑤4：3：2：1		⑤4：3：2：1		⑤4：3：2：1	
⑥4：3：2：1		⑥4：3：2：1		⑥4：3：2：1	

中間評価（助言）　（　　　）日目

統合実習

表Ⅱ-58　課題達成シート（つづき）

学生氏名（　　　　　　　　）

8日目		9日目		10日目	
自己評価	担当者名	自己評価	担当者名	自己評価	担当者名
①4：3：2：1	コメント	①4：3：2：1	コメント	①4：3：2：1	コメント
②4：3：2：1		②4：3：2：1		②4：3：2：1	
③4：3：2：1		③4：3：2：1		③4：3：2：1	
④4：3：2：1		④4：3：2：1		④4：3：2：1	
⑤4：3：2：1		⑤4：3：2：1		⑤4：3：2：1	
⑥4：3：2：1		⑥4：3：2：1		⑥4：3：2：1	

11日目		12日目			
自己評価	担当者名	自己評価	担当者名		
①4：3：2：1	コメント	①4：3：2：1	コメント		
②4：3：2：1		②4：3：2：1			
③4：3：2：1		③4：3：2：1			
④4：3：2：1		④4：3：2：1			
⑤4：3：2：1		⑤4：3：2：1			
⑥4：3：2：1		⑥4：3：2：1			

自己評価	指導者総合評価（助言）
①4：3：2：1	
②4：3：2：1	
③4：3：2：1	
④4：3：2：1	
⑤4：3：2：1	
⑥4：3：2：1	

統合実習

翌日，指導者からの助言を得て，自己評価についての振り返りと新たな課題を明確にする．
　c）行動計画表：自分の立てた実習計画に沿って，時系列で1日の行動を示すもの
　d）カンファレンスのためのプレゼンテーション資料の作成（A4用紙1枚，様式自由）
　e）実習終了時に総括的学習成果を確認するために「統合実習を終えて，看護専門職者としての自己の課題と展望」についてA4用紙1枚程度にまとめて，1週間以内に提出する（A4用紙1枚，様式自由）．
　f）その他，実習終了時に提出するもの
・臨地実習技術経験録（**表Ⅱ-59**参照）
・臨地実習出席表（**表Ⅱ-60**参照）
・その他，学生がこの実習を通して残したいと思う記録・資料・パンフレット等
　以上a）〜f）について，最終的に自分でファイルに整理し，実習終了後1週間以内に指導教員に提出し，評価を受ける

⑤出席管理
　a）臨地実習出席表を毎日実習施設に持参して，出席確認のうえ，押印をもらうこと（**表Ⅱ-60**）．
　b）単位履修にあたり，必要な出席時間数は所定時間数の2/3以上とする．
　c）出席時間数不足の場合は，原則として翌年再履修をする．
　d）学校が命じる出席停止の場合は，その日数，代替実習日を設定する．
　e）忌引，病気・事故等の理由による欠席の場合は，①所定の時間数の1/3以上の出席があること，②診断書等のその事由を証明する書類の提出があること，③臨地実習施設との調整の結果受け入れが可能であること，の3つの条件を満たせば，年度内に出席時間数を補うために補習実習を行うことができる．

⑥臨地実習技術経験録（**表Ⅱ-59**）
　これまでの受け持ち患者の看護を中心に行う臨地実習では，経験できる技術に偏りがあるため，統合実習ではそれを自分で振り返り，必要時，自己の目標のなかに取り入れ，看護実践能力を磨いてほしいと願うものである．そのため，臨地実習における技術経験録の記載を求めている．
　臨地実習技術経験録は1冊を最初の実習時（基礎看護学実習）に配付し，卒業まで使い，それぞれの臨地実習が終わるごとに自分でチェックして，指導者に提出し課題を確認するものである．これもポートフォリオに取り入れるものである．
●臨地実習技術経験録の概要
　a）本書の使い方・見方
　b）学内実習等における技術到達度表
　c）臨地実習における技術到達期待表
　d）領域別・統合実習における技術経験録および到達度評価（一部抜粋したものが**表Ⅱ-59**）
　e）技術経験シート（**表Ⅱ-61**）
　f）保健師教育の技術項目と到達度表と技術経験録

表Ⅱ-59 臨地実習技術経験録一部抜粋

	卒業時到達度		技術項目	基礎1印	基礎2印	成人1印	成人2印	成人3印	老年1印	老年2印	母性印	小児印	精神印	在宅印	統合印	最終計印
環境調整技術	2	Ⅰ	1	患者にとって快適な病床環境をつくることができる													
	1	Ⅰ	2	基本的なベッドメーキングができる													
	1	Ⅱ	3	臥床患者のリネン交換ができる													
食事援助技術	2	Ⅰ	4	患者の状態に合わせて食事介助ができる（嚥下障害のある患者を除く）													
	2	Ⅰ	5	患者の食事摂取状況（食行動、摂取方法、摂取量）をアセスメントができる													
	3	Ⅰ	6	経管栄養法を受けている患者の観察ができる													
	2	Ⅱ	7	患者の栄養状態をアセスメントできる													
	2	Ⅱ	8	患者の疾患に応じた食事内容が指導できる													
	2	Ⅱ	9	患者の個別性を反映した食生活の改善を計画できる													
	2	Ⅱ	10	患者に対して、経鼻胃カテーテルからの流動食の注入ができる													
	3	Ⅲ	11	モデル人形での経鼻胃チューブの挿入・確認ができる													
	4	Ⅴ	12	電解質データの基準値からの逸脱がわかる													
	4	Ⅳ	13	患者の食生活上の改善点がわかる													
排泄援助技術	2	Ⅰ	14	自然な排便を促すための援助ができる													
	2	Ⅰ	15	自然な排尿を促すための援助ができる													
	3	Ⅰ	16	患者に合わせた便器・尿器を選択し、排泄援助ができる													
	3	Ⅰ	17	膀胱留置カテーテルを挿入している患者の排泄援助ができる													
	3	Ⅱ	18	ポータブルトイレでの患者の排泄援助ができる													
	2	Ⅰ	19	患者のおむつ交換ができる													
	4	Ⅱ	20	失禁をしている患者のケアができる													
	2	Ⅱ	21	膀胱留置カテーテルを挿入している患者のカテーテル固定、ルート確認、感染予防の管理ができる													
	3	Ⅲ	22	モデル人形に導尿または膀胱留置カテーテルの挿入ができる													
	3	Ⅴ	23	モデル人形にグリセリン浣腸ができる													
	2	Ⅳ	24	失禁をしている患者の皮膚粘膜の保護がわかる													
	3	Ⅳ	25	基本的な摘便の方法、実施上の留意点がわかる													
	2	Ⅳ	26	ストーマを造設した患者の一般的な生活上の留意点がわかる													

※卒業時到達度は「看護基礎教育の充実に関する検討会報告書」に示す卒業時到達水準を表す

表Ⅱ-60　臨地実習出席表（毎日持参する臨地実習要項に綴じ込んである）

実習日	統合実習							
	1日目	2日目	3日目	4日目	5日目	6日目	7日目
月・日	月 日	月 日	月 日	月 日	月 日	月 日	月 日
曜　日							
出欠席							
認　印							

実習日	8日目	9日目	10日目	11日目	12日目		備考
月・日	月 日	月 日	月 日	月 日	月 日		
曜　日							
出欠席							
認　印							

- 上記d）の技術経験録の記載方法等
    a）臨地実習には毎日持参し，技術経験できた項目について鉛筆で，正の字で回数を記述する．
    b）技術経験とは①単独で実施，②指導のもとに実施したものをいう．
    c）見学実習の場合は技術経験回数には入れず「見」と表記し，回数の記載は不要である．
    d）卒業時到達度が「単独で実施できる」レベルの技術項目は，原則として臨地実習指導者あるいは指導教員による技術評価を受ける．
    e）技術評価は単独で3回以上実施した項目について，自分から，臨地実習指導者あるいは指導教員に申し出て，評価を受け，できた場合は指導者の押印をもらう．
    f）実習終了時に，正の字で示した回数をアラビア数字に修正し，指導教員に提出する．
- 技術経験シート（表Ⅱ-61）の記載方法等
    a）技術経験について自らまとめるテーマポートフォリオである．
    b）実習終了段階で，実習記録と一緒に指導教員に提出し，助言を得て，次の実習に役立てる．

⑦臨地実習学習指導案

a）教材観

統合実習では専門職として，自己の課題を明確にし，自己研鑽する能力を育成するとともに，看護チームの一員として，実務に即した看護実践に主体的に取り組み，看護実践能力の向上を目指すことを目的として展開する．具体的には実務に即した実践を通して，臨床現場における看護活動について理解を深め，自己の課題を明確にしつつ，課題達成に向けて主体的な学習行動がとれるようになることを期待するものである．

1年次の基礎看護学Ⅰ実習で外来における接遇について学ぶ実習をはじめとして，生活

表Ⅱ-61 技術経験シート

実習領域	どのような対象に実践した看護技術か	実践した看護技術の振り返り	看護実践における自己の課題	教員助言
統合実習				

支援を通して患者理解を深め，基礎看護学Ⅱ実習では，看護過程を学ぶ実習を行ってきた．その後，専門分野Ⅱ実習では，対象特性に応じた，あるいは健康レベルに応じた個別的な看護を，受け持ち患者看護を通して学んできた．その総まとめ的意味合いと，看護チームの一員としてよりリアルな看護実践の場に身をおいて，自らの実践能力を評価し，課題を明確にする絶好の機会である．

ここで学ぶ実務には次の5つがある．①複数受け持ち看護を通して多重課題への対応や優先順位の判断，②これまでの臨地実習において体験が少ない治療処置を中心とした業務別看護，③夜間の患者の生活状況，看護体制の変化のなかで行う看護を体験する時間差実習，④師長，リーダーを通して行う看護管理実習，⑤医療チーム・地域連携実習である．これらは今後，臨床現場に出るものに不可欠な看護実践能力の育成につながるものと考える．

また，総まとめ的意味いの本実習においては，学生の主体性を大切にして，専門職業人としての自己評価，自己研鑽する能力を養うことを期待したい．

b）学生観

最終学年の学生である．入学時高校新卒の学生が多く，8割が20歳前後である．1年次からPBLテュートリアル教育に取り組み，自ら学習課題を見いだし，学習計画を立てて仲間とともに学習すること，学習成果をプレゼンテーションする能力は，個人差があるものの入学時に比して，高くなっている．

臨地実習においても，専門分野Ⅰ・Ⅱ，在宅看護論の臨地実習をすべて終わり，社会性も少しずつ身につけてきており，落ち着きがみえるようになっていると臨地実習指導者からの反応もある．しかし，学内の様子をみる限り，幼さを残す学生も多く，二層性を呈する学生集団である．

とはいえ，多くの学生が今回の統合実習を楽しみにしている．興味関心のあることについては，積極的に取り組める学生集団であり，その意欲を高める働きかけをすることで，貴重な学習成果を修めることが期待できる．

c）指導観

今回の実習で，すべての学生がその実習目標を達成し，自らの課題達成に向けて努力できるように，以下の点を留意して指導にあたりたい．

・これまでの学生個々の経験や特徴を把握して，学生がそれに気づき，自ら目標を立て，その振り返りを適切に行えるように，必要な助言をする．

・学生のこれまでの体験をうまく引き出し，自信をもって，主体的に看護実践ができるようにサポートする．

・臨床現場で起こるさまざまな状況について判断する能力を育成するために，事前に予測される事態について考えるヒントを与え，対処後にその判断根拠について振り返る機会をもつ．

・毎朝の実習計画を発表する場面において，観察のポイント，安全への配慮点などについて確認し，不足している点について助言する．

・学生が積極的に学習計画に沿って，実践や見学ができるように，臨地実習指導者とコ

表Ⅱ-62 総合実習，実習目標別実習指導案

実習目標1　臨床現場で起こるさまざまな状況に対する判断力を養う			
実習内容	指導内容	指導上の留意点	記録等
1．2名以上の複数の患者を受け持ち，患者を把握する	・1部屋で2名以上の患者を選択し，その患者の情報を収集する．カルテ，看護師，患者から情報を得る ・一度に2名以上の患者の情報を収集することは初めての体験なので，効果的に情報が収集できるように指導する ・情報収集した内容はファイリングできるノートに記載する	・学生のレディネスに合わせて2名の患者を選択する．その際，1名は比較的病状が安定した患者を選定する ・情報収集の方法は今までの実習で経験しているので，学生に一度自分で収集してもらい，情報収集の状況を確認して，不足があれば指導する ・最初の3日間，担当するので1日目は健康問題やその経過，現在の治療や今後の方針，日常生活援助の必要性や，患者の症状，ニードなどを，担当看護師とともに患者の看護を実践するなかで収集する ・2日目以降は，状況の判断，ケアの優先順位，その場のタイムリーな報告などその場の状況に応じて行動できるように指導する．患者の把握で精一杯の学生と，患者の個別な問題を把握し，自ら考えた看護計画をもって看護する学生がいると考えられるが，学生の個々の進度を見守るようにする．また，学生が自己の課題を明確にすることが目的であるため，学生にそのことに気づいてもらえるように指導する	・体験シート ・課題達成シート ・行動計画表
2．患者の情報収集のために生活援助を実施する	・生活援助は病棟の看護計画に沿って実施し，そのときの状況に応じてケアを実施する ・1回目の生活援助は担当の看護師とともに実施する ・援助の際に必要な事柄や，援助の際の留意点などについて，その場に同行した看護師に指導を受ける		
3．患者の観察を通して患者の状況判断をして看護に活かす	・患者観察の優先順位，また報告の際の優先順位を考えるよう指導する ・2名以上の患者の報告と状況判断ができるよう指導する		

実習目標2　患者の状況に応じて，安全に看護を実践する能力を養う			
実習内容	指導内容	指導上の留意点	記録等
1．患者の生活援助技術を安全に実践する	・生活援助の際に安全に配慮する事柄，予測されるリスクなどを確認する ・安全に関する事柄に配慮しながら実践しているか確認する	・技術の手順と根拠，安全に配慮する点などを確認する ・急遽，必要となった援助技術については指導者とともに実施させてもらう．事後学習で目的や手順，根拠などを調べておくように指導する ・業務別看護実習では薬物や治療に関することなど今まであまり体験したことのない事柄も多くあるため，基本は見学とし，学習してきた事柄や，安全を確認してできる	・体験シート ・課題達成シート ・行動計画表
2．業務別看護実習の際に必要な安全の確認ができる	・薬物治療に関する業務について薬物の確認（カルテとの照合，患者照合，終了後の確認），点滴準備に関する注意点，配薬に関する注意点など業務上，看護過誤となるリスクを予測し，必要な確認や決まり		

	実習内容	指導内容	指導上の留意点	記録等
3．看護管理の安全に関する事柄を知る 4．他部門との連携を安全の視点からみる		を守り，実践するよう指導する ・回診係の業務を見学する．医師へ患者の状態報告，医師からの指示を受け，検査データなどの整理，回診介助を行う ・看護部のリスクマネジメント担当者からリスクマネジメントの実際についての話を聞く ・安全に関しての視点をもって他部門への申し送り・他部門からの申し送りの場面を見学するよう指導する	範囲で一緒に実施させてもらう ・可能な場合，担当した患者への昼食後の与薬を実施する ・そのとき，その場だけの見学でなく事前の準備から一連の行動を一緒に体験させてもらう ・看護管理については見学実習とする．学生がメモをとっているか，理解できているか，適宜確認する必要がある ・他部門との連携は，申し送りの場面や連携の場面をできるだけ機会をつくって見学する	

実習目標3 看護チームの一員であることを自覚し，自らの判断・行動に対する責任感を養う

実習内容	指導内容	指導上の留意点	記録等
1．チーム内の連携を図る 2．チームメンバーとコミュニケーションをとる 3．必要な事項をタイムリーに報告・連絡・相談する 4．他部門と連携の実際を知る	・チームメンバーとしての役割を果たすための行動をとるように指導する ・言葉遣い，必要なコミュニケーションについて適宜指導する ・タイムリーな報告・連絡・相談をすることができる ・常に「報」「連」「相」ができ，責任をもった行動がとれているかについて確認をする ・薬剤部や栄養部，検査部などとの連絡調整の実際を知る	・今までは患者中心にコミュニケーションを図っていたが，チームメンバーとしてチーム内でのコミュニケーションの重要性がわかるように指導する ・学生が主体的にコミュニケーションをとれるように見守る ・報告・連絡・相談は役割を果たすことや責任に繋がるため，常に意識して適切にできるように指導する	・体験シート ・課題達成シート ・行動計画表

実習目標4 チーム医療におけるマネジメントの実際を通して，基礎的なマネジメント能力を養う

実習内容	指導内容	指導上の留意点	記録等
1．地域連携室の見学をする 2．リハビリテーション部門の見学をする 3．他部門が関わるカンファレンス場面の見学をする	・地域連携室，リハビリテーション部門での患者カンファレンス，退院への共同カンファレンスなど他部門がかかわるカンファレンスに参加し，他部門とのかかわりについて指導する ・患者について看護師が行うマネジメントの実際を見学できるようにしておく	・学生が一場面でも体験できるように調整する ・カンファレンス場面について人数の制限もあるので，必要な調整を依頼する	・体験シート ・課題達成シート ・行動計画表

実習内容	指導内容	指導上の留意点	記録等
4．病院で実際に行われている看護管理について知る	・看護部長より実際に行っている管理について1時間程度講義をしてもらう ・看護師長が部長室に報告に行く場面を見学する ・病棟の患者の把握（担送・護送・独歩の患者の数，重症患者の把握，同姓の患者の把握，感染症など必要な事柄）の方法や実際を見学し，安全管理について考えることができるようにする ・チームメンバーの把握，部屋管理，業務分担，安全確認のためのチームメンバーへの声かけなど，1日見学実習を通して，業務管理の実際が理解できるように指導する	・基礎的なマネジメントについて，看護師として必要な事柄が学べているか，確認する ・見学で終わらないように必要時カンファレンスで共有する	

実習目標5 看護実践における自己の課題を明確にするとともに自己研鑽する能力を養う

実習内容	指導内容	指導上の留意点	記録等
1．自らの課題を認識し，適切に目標設定し，実習計画を立てられる 2．日々の体験シートを通して自己の実践から課題達成状況を評価し，さらなる課題を明確にする	・学生のこれまでの経験や定着している知識などを情報収集するなかで，学生自身も自らの経験に気づくよう指導する ・自らのこれまでの経験から適切な実習目標が設定できているか確認する ・体験シートの内容を確認する ・本日の実習目標と照らし合わせて振り返ることができているかを確認する ・体験シート，目標達成シートを日々体験や目標から振り返り，自己の振り返りができているか，課題が明らかにできているかを確認する	・学生の経験を大切にして課題を見いだせるよう指導する ・体験シートは学生が感想文のように感情表出で終わる記録が多いため，本日の実習目標に照らして体験を振り返るように指導していく ・体験の意味や体験により変化した感情の理由について考察するように指導する ・目標は体験シートでの振り返りを具体化するために重要であるため，評価できるように具体的に表現するように指導する ・課題達成シートは日々の実践を客観視するためのものであるので，正しく評価できているか，体験シートと照合しながら確認していく ・コメント欄への記述の内容と評価の妥当性を確認する．コメントの記述について学生の受け止めについて確認する	・体験シート ・課題達成シート ・初回カンファレンス資料 ・中間カンファレンス資料 ・最終カンファレンス資料 ・課題と展望のテーマレポート

3．課題達成シートの評価を日々確認し，変化していることや課題となることを明確にする 4．初回・中間・最終カンファレンスで自己の課題を明確にする	・課題達成シートに助言を書き，学生に戻す ・課題達成シートでの中間評価をする ・初回カンファレンスを通して今回の実習における学生の期待と課題を確認する ・中間カンファレンスにおいてプレゼンテーションを通して指導者，教員，スタッフとともに学生の課題を明確にする ・実習中の学生の態度や主体性について指導者から情報収集し指導に活かす ・カンファレンス資料作成への助言を行う ・テーマレポート 「専門職者としての自己の課題と今後の展望について」	・中間評価は中間カンファレンスでのプレゼンテーションにつながるため確認しながら行う ・カンファレンスを通して指導者やスタッフからも評価をもらい，学生の課題を共通理解し後半の実習に活かしてもらう ・その場でタイムリーな指導は困難なため，指導者や病棟スタッフと連携し学生の情報を得る ・得た情報は学生に返し，学生が客観的に自己を見つめる手助けになるようにする ・プレゼンテーション資料は A4 用紙 1 枚とし，相手に伝える資料として適切か，課題は明確かについて指導する ・テーマレポートにまとめることを前提とした内容となるように指導する ・日々の実践のなかで自己の課題となった事柄や事例などを明確にする ・最終カンファレンスは指導者やできれば看護師長にも参加してもらい，学生への助言がもらえるようにする ・左記のテーマレポート作成の際には日々の体験シートや課題達成シートの評価，コメント，カンファレンスでの助言などさまざまな視点から得たことをまとめるように指導する	

時間差実習　12：00 ～ 20：00

実習項目	指導内容	指導上の留意点	記録等
1．時間差実習を体験し，通常の実習時間以降の患者の様子について知る 2．夜勤帯の看護師の活動の実際を知る	12：00　ガイダンス 12：30～　下膳の確認とともに病室訪問 13：30～　夜間業務などの資料確認 （途中 30 分程度の休憩可能） 16：00～20：00　シャドーウイング実習	・夕方の申し送りの参加，夕食の配膳 ・夕方の与薬の見学 ・イブニングケアへの参加を通して，通常の実習時間以降の患者の様子について知ることができるよう，指導する ・原則として単独では行動せずに，指導看護師とともに行動することを再確認する	・体験シート ・課題達成シート

ミュニケーションを図り,学習環境を整える.
・カンファレンスや記録を通して,常に目標達成や個々の課題達成を意識づけ,それに向けて主体的な取り組みができるように支援する.

d) 実習指導案　表Ⅱ-62参照

6) 統合実習の手応えから意義に戻る

開始したばかりで,しかもわずか12日間の実習であるが,以下の通り,確かな手応えを感じるものである.

① 貴重な学びを得ており,学生の満足度も高い実習であること

主な実習項目である複数受け持ち実習,看護管理実習,時間差実習の体験シートには以下のような学びが報告されていた.

a) 複数受け持ち実習
・訴えのある患者さんの対応に追われ,声を出さない(出せない)患者さんには対応できなかった.潜在的なニーズや意志表示ができない方にしっかりと目を向ける必要があることがわかった.
・複数の受け持ちをする場合にも,一人ひとりをしっかり理解する必要性を改めて感じた.そのうえで,優先順位を判断することの必要性がわかった.

b) 看護管理実習
・管理に,監視や指導というイメージをもっていたが,そうではなくスタッフが働きやすい環境づくりや調整役割が大きいことが理解できた.
・管理する対象は人だけでなく,お金,物も重要であると理解できた.

c) 時間差実習
・日勤帯の人が帰ったあとは,3人体制になり,配膳,与薬の準備,状態の観察など,同時に多くの仕事が重なり,一人ひとりの能力が高く問われると実感した.
・夕食後にデイルームにおられた初めてお会いした患者さんと話ができたが,「早く帰りたい」としみじみ話していた.環境の変化,病気の不安など,すべての方がさまざまな思いをもって,入院しているということが実感できた.

また,終了時にとった質問紙調査から学生の満足度は他の専門領域実習に比べて高い満足度を示した.自由記述の欄には下記のような内容が記載されている.

・統合実習で,看護師の仕事の全体が見えた気がした.そのなかで今まで行ってきた実習の意味がよくわかった.
・もっと早くに体験したい実習であった.
・さまざまな貴重な経験ができ,現場に出てもこの体験はきっと役立つと思う.

② 技術経験項目(回数)は統合実習を経て,格段に増加し,同時に,学生の自信にもつながっている.図Ⅱ-5は統合実習前と終了時に「看護基礎教育の充実に関する検討会報告」に示された看護師教育の技術項目のうち,Ⅳレベル(知識としてわかる)を除いた13領域88項目についての実習前後の比較を表す.

図Ⅱ-5　卒業時到達水準Ⅰ・Ⅱ 88 項目を抽出した統合実習前後の到達度比較

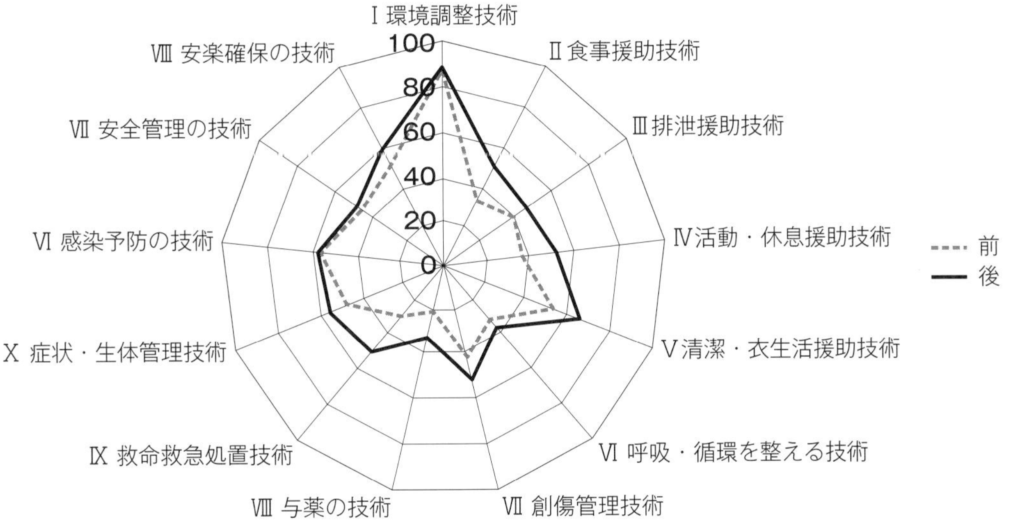
Ⅰ環境調整技術
Ⅱ食事援助技術
Ⅲ排泄援助技術
Ⅳ活動・休息援助技術
Ⅴ清潔・衣生活援助技術
Ⅵ 呼吸・循環を整える技術
Ⅶ 創傷管理技術
Ⅷ 与薬の技術
Ⅸ 救命救急処置技術
Ⅹ 症状・生体管理技術
Ⅵ 感染予防の技術
Ⅶ 安全管理の技術
Ⅷ 安楽確保の技術
100
80
60
40
20
0
前
後

③　臨地実習指導者からも概ね好意的な意見が多い．とくに，学生の成長がみえ，統合実習の必要性を確認する声が多く聞かれる．

以上のことから，統合実習の意義を再確認する．

専門職として，自己評価・自己研鑽をする能力は，不可欠な要素であるが，その成果がよくみえる実習である．同時に，まもなく臨床に出る，という意識づけになり，自己の課題の明確化に役立つ実習である．

受け持ち患者看護一辺倒でなく，リアルな現場を体験する貴重な経験の場が統合実習である．その体験を通して，専門職業人としての態度形成，臨床現場に出るという意識づけにつながる実習であることを確認する．

■参考文献

1）田中耕治：教育評価．岩波書店，2009.
2）鈴木敏恵：ポートフォリオが看護教育を変える．看護教育 2007．48（1） 医学書院.
3）池西静江：新しい専門分野と統合分野—その構造・ねらい・考え方−．看護教育 2008：49（1） 医学書院.

Ⅲ

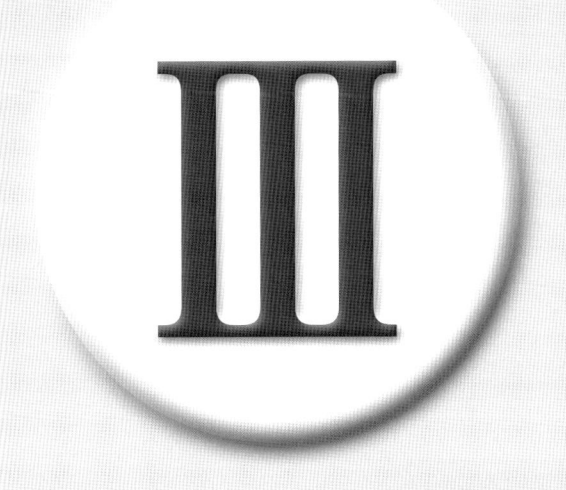

臨地実習
応用編

III 臨地実習応用編

1 臨地実習と患者の個人情報

1）個人情報保護法

（1）はじめに

「個人情報保護法」は，その目的（同法第1条）において「高度情報通信社会の進展に伴い個人情報の利用が著しく拡大していることにかんがみ」「国及び地方公共団体の責務等を明らかにするとともに，個人情報を取り扱う事業者の遵守すべき義務等を定めることにより，個人情報の有用性に配慮しつつ，個人の権利利益を保護することを目的とする」としている．このように，同法は大きく分けると，①国及び地方公共団体等の公的機関の責務等と，②民間の個人情報取扱事業者の義務等について定めている．

実習生の受入施設である病院等（以下，本稿では，単に「受入施設」とする）には，国や地方公共団体等により設立されたものから民間の事業者によって設立されたものまで含まれる．しかし，本稿でとりあげる受入施設はおもに後者の民間部門に属するものであることを断っておく．

というのは，前者は，行政機関個人情報保護法や独立行政法人等個人情報保護法，個人情報保護条例等により規制されるからである．本稿では，紙数の関係でこれらについての説明は割愛するが，基本的な考え方は公的機関としての受入施設か，民間の受入施設かにより変わることはない．厚生労働省が作成した民間部門の「医療・介護関係事業者における個人情報の適切な取扱いのためのガイドライン」（以下，「本ガイドライン」）でも「医療・介護分野における個人情報保護の精神は同一であることから」公的機関が設置する事業者においても「本ガイドラインに十分配慮することが望ましい」としている（1頁）．

（2）個人情報保護法とガイドラインとの比較

同法上「個人情報取扱事業者」として義務を負うのは医療・介護関係事業者のうち，識別される特定の個人の数の合計が過去6カ月以内のいずれの日においても5,000を超えな

い事業者（小規模事業者）を除くとされている（施行令2条）．本ガイドラインでは医療・介護情報の特質等にかんがみ，同法上の義務を負わない医療・介護関係事業者にも本ガイドラインの遵守を求めている．

(3)「個人情報」の定義

　法は，「個人情報」について「生存する個人に関する情報であって，当該情報に含まれる氏名，生年月日その他の記述等により特定の個人を識別することができるもの」としている（法2条1項）．このように，①生存する個人に関する情報であり，②特定の個人を識別することができる情報であれば「個人情報」となる．なお，ここで注意すべきは，他の情報と容易に照合でき，それにより個人を特定できる情報も含まれることである．また，診療録等に記載された情報のみに限定されないことも付け加えておく．

(4) 医療における「個人情報」の特性

　医療・介護の現場では収集した個人情報の対象である患者が死亡する確率は，他の分野に比較して相当に高い．また，患者に関する情報であっても，場合によってはそれがその親族に関する情報である場合も考えられる（たとえば，遺伝子などの情報）．こうしたことなどから，ガイドラインは患者の死亡後も，当該患者の情報については「個人情報」と同等の安全管理措置を講じなければならないとしている．

(5)「個人情報」と「プライバシー」の関係

　医療における「個人情報」は，医療従事者が診療，看護，検査等の過程で知り得た患者に関する病気，病態，心身に関する状況，家族関係等の情報といえる．これらには，患者にとって公開を望まない情報が相当数含まれていると考えられる．したがって，医療情報の場合「個人情報」と「プライバシーとしての情報」は，ほぼ重なると考えるべきである．
　「個人情報保護法」において情報を保護すべき義務者は，病院等の受入施設（個人情報取扱事業者）である．これに対し，プライバシーを守るべき義務者は，受入施設のみならず，実習生やその指導監督にあたる者も含まれる．

2）具体的事例として

(1) 臨地実習の実際

　各学校や受入施設によって，実習の実際は，ある程度異なると思われるが，監督官庁である厚生労働省による指導や，それらを指針とした看護学の教育ガイダンス等により，基本的な事項は統一されている．
　実習においては，実習生に対して看護記録に相当する実習記録を作成させているが，過去には，実習生に実際に看護師が作成する看護記録に記載させていたようである．しかし，医療事故等の際，看護記録も重要な証拠として採用されるのが通例であるため，これ

を実習生に作成させることには問題がある．したがって現在は，実習生に正式な看護記録に記載させることはない．『最新看護学教育ガイダンス臨地実習編』（1999年，医歯薬出版）でも「学生は実習中に看護記録を書くが，あくまでも学内所定の用紙を用いるべきであって，学習施設で看護婦が記録する看護記録そのものに，たとえサインであっても記入させてはならない」（94頁）としている．

実習記録については，患者の実名は記載せず，アルファベットなどの記号を用い，個人が特定されないようにする．また，情報の漏洩を防ぐため，実習中は受入施設外への持ち出しを禁止すべきである．ただ，実習の終了後は学校に提出する必要もあるため受入施設外への持ち出しを認めているところが多い．

以上は，現在では一般的かと思われるが，必ずしも全国的に統一されてはいないようである．実習の途中でも自由に実習記録を受入施設外に持ち出せるところもあるようだ．

ちなみに，ある看護学校で実際に使用されている実習記録を見ると，まず，氏名，年齢，性別，受け持ち時間，診断名，手術名，全体像，看護上の問題，看護目標，実施内容，評価の欄のある記録用紙があり，それに続けて受け持ち病者の理解，受け持ち病者の情報と問題，病態関連図などの記録用紙が一体となっている．

また，実際は，相当詳細に記録がとられており，既往歴，家族構成，職業，嗜好なども詳細に記載されている．ここで注意したいのは，この実習記録では氏名は記号で記載されているが，それ以外の情報はすべて省略または記号化なしの記載となっていることである．氏名のみ記号化すれば問題がないわけではない．すでにみたように「個人情報」には他の情報と容易に照合でき，それにより個人を特定できる情報も含まれる．これはプライバシーについても同じで，情報の一部を記号化すれば匿名化できたと考えるのは早計である．医療者は，記号化は一応のものでしかないということを肝に銘じなくてはならない．

（2）実習生に患者の個人情報を取り扱わせることの必要性

本来であれば実習生は未だ資格を持っていないわけであるから，患者に対して直接診療の補助や看護を行うことは法的に認められない．しかし，看護実習生は近い将来看護師としての資格を取得し専門家として業務を行うことを予定している者である．そして，専門家としてのレベルで業務を行うためには，いわゆる実習は避けて通れない．実習生にどこまで実際に診療の補助，看護を行わせるかは大変難しい問題であり，現時点では明確な基準は整っていない．とはいえ，看護記録の記入方法を学ぶことは，看護師を目指す者にとって必要不可欠の事柄であり，看護の実習教育から，これをなくすことはできない．

重要なことは，実習生に実習記録の作成をさせるかどうかではなく，いかに適正に管理するかということである．個人情報保護法やプライバシーの問題があるからといって，萎縮することはない．受入施設，学校そして指導者である医師，看護師，教員らが協力して適正で妥当な取り扱いをし，実習生を指導監督するよう努めれば，個人情報の漏洩や，プライバシーの侵害から患者を守ることは決して大変なことではないのである．

（3）看護記録

　ちなみに医療機関が法的に作成を義務づけられている記録類には，診療録（医師法24条など），助産録（保助看法42条）などがある．看護記録には，法律上直接の作成義務規定はないが，医療法21条1項，同22条の定める「診療に関する諸記録」の一つとして，医療法施行規則20条，同21条の5において備えておかなければならないとされている．

　看護の重要性を考えると，看護記録は単に診療録の補助的なものではないと考えるべきである．なお，「個人情報」「プライバシー」を検討するうえで法的に義務づけられた記録に記載された情報か否かは関係ない．

　最近では「電子カルテ」が作成されるようになり，看護記録もいずれ電子化されると予測される．そうなると，簡単な操作でまとまった個人情報（個人データ）を容易に入手することができるようになることが予測される．

　受入施設が保有する個人情報を実習生に開示する場合に，個人情報保護法の適用が問題となる．

3）患者の個人情報取得に関する問題

（1）病院などの受入施設が情報を取得する場合

　受入施設は，個人情報保護法及び本ガイドラインに従い，原則として情報の利用目的を特定し，事前にその利用目的を公表するか，もしくは患者本人に通知または公表しなければならない．また，患者のプライバシーに配慮した情報の取り扱いをしなければならない．

　先述の通り患者のプライバシーに関する情報であれば，その公表には当該患者の事前の同意が必要であり，単なる通知や公表ではその条件を満たしたことにはならない．

●個人情報の提供

　また，個人情報取扱業者は，個人データを第三者に提供する場合「あらかじめ本人の同意を得ないで」提供してはならないとされている（法23条1項）．ここでいう「個人データ」は「個人情報」と同じではない．「個人データ」とは，「個人情報データベース等を構成する個人情報」（法2条4項）であり，サーバなどのパソコン内に記録されているデータベースや，会員名簿，紳士録など「検索することができるように体系的に構成したもの」（法2条2項）をいう．

　であるならば，受入施設がすでに保有して記録している，たとえば電子カルテなどの情報を実習生に提供する場合は，同法の規制を受けることになるが，指導者である看護師が臨床現場で患者からその個人情報を得て，その場で実習生に伝えることは含まれないことになる．

　しかし，プライバシーの観点からは事前の同意はとっておく必要があることから個人情報と個人データを分ける必要性はあまりないと考えられる．

●利用目的の公表

　ちなみに本ガイドラインを見てみると，医療・看護関係事業者は，患者の個人情報を取り扱うにあたっては，その利用の目的を，できる限り特定しなければならないとされている．一方で，これら業者の通常の業務で想定される利用目的のひとつとして「医療機関の内部において行われる学生の実習への協力」が掲げられている（ガイドライン別表2）．

　そうすると，事前に公表する手段として，たとえば病院の掲示板に患者の個人情報が実習生の実習のために利用される旨を張り出しておくことが考えられる．しかし，患者のすべてが実習の対象となるのならともかく，患者の一部のみが実習の対象となるのであれば，このような院内掲示が妥当な方法かは疑問符がつく．仮に掲示板に張り出していたとしても，個別の患者に同意を求める必要性は出てくるであろう．先にも述べたように，プライバシーの問題として捉えるならば，必ず事前かつ個別の同意が必要となることは知っておくべきである．

●第三者に該当しない場合（法23条）

①事業者内部における利用

　たとえば，病院内の職員を対象とした研修に使用する場合は，第三者提供には該当しない．しかし，医療法人が受入施設である病院と看護学校を併設している場合は，互いに第三者として取り扱うべきである．ちなみに，経済産業省が作成したガイドライン（「個人情報の保護に関する法律についての経済産業分野を対象とするガイドライン」40頁）では，親子兄弟会社，グループ会社間の個人データの交換についても，第三者提供に該当するとしている．

②共同利用

　実習中は，教育を与える者，受ける者という対向的な関係であるが実習教育というひとつの目標を達成するという点で患者の個人情報を共同利用しているという考え方もある．仮に，共同利用に該当するといえるなら必要事項をあらかじめ本人に通知等していれば第三者提供にはあたらないことになる．

（2）実習生が直接患者から情報を取得する場合

　実習生が実習の過程において患者から直接当該患者の個人情報を取得することがある．この場合は以下のように考える．

　実習生が患者から個人情報を取得する状況は，通常受入施設の実習指導担当者の監督のもとで行われる．また，取得する情報は受入施設がすでに保有している情報とほぼ重なることが想定される．

　以上の点を踏まえると，実習生が患者から直接個人情報を取得する場合についても，法的評価としては受入施設から当該患者の個人情報の提供を受けると考えて差し支えない．

（3）個人情報の提供先

　受入施設が患者の個人情報を提供する相手は，実態としては実習生であるが，手続きとしては，臨地実習は実習の受入施設と学校との間で臨地実習に関する契約（契約書，協定

書，覚書など表現は異なる）が締結され，これを根拠として行われている．このことを考えると，実習過程における患者の個人情報の提供は受入施設から学校に対して行われていると評価すべきである．実際，学校が患者の個人情報に関して無関係であるとすると，それに対する学校の責任が生じないことになるため実情にそぐわないことになる．

4）匿名化

厚生労働省のガイドラインでは，当該個人情報から，当該情報に含まれる氏名，生年月日，住所等，個人を識別する情報を取り除くことで，特定の個人を識別できないようにすることを匿名化としている．必要な場合には，その人とかかわりのない符号または番号を付すこともあるが，仮にこのような処理を行っても，事業者内で医療・介護関係個人情報を利用する場合は，事業者内で得られる他の情報や匿名化に際して付された符号または番号と個人情報との対応表等と照合することで特定の患者・利用者等が識別されることは考えられる．法においては，「他の情報と容易に照合することができ，それにより特定の個人を識別することができることとなるもの」についても個人情報に含まれるものとされており，匿名化にあたっては，当該情報の利用目的や利用者等を勘案した処理を行う必要がある．あわせて，本人の同意を得るなどの対応も考慮する必要があるとされている．

以上により，匿名化して実習生に提供する場合は形式的には問題はない．しかし，実際に患者と接する実習生に匿名化して情報を提供することは無意味である．したがって，ここで匿名化する趣旨は実習生を通じて患者の個人情報が漏洩された場合に患者を特定できないようにし，患者のプライバシーを保護することにあると考えるべきである．

いずれにしても指導者は，匿名化が無意味または困難な場合があることを念頭に置いて，実習生に対してきちんと指導することが必要である．

5）個人情報と同意書など

個人情報保護法が全面施行されて以降，学校と実習生受入施設間の覚書や，患者の実習生に対する同意書などにおいて個人情報の取り扱いに関して何らかの定めをすることが一般的になっている．

しかし，実際の例をみると必ずしも法の趣旨を理解して行われているものばかりではない．そこで，覚書，同意書など学校，受入施設，実習生の間で取り交わされる書面について個人情報とこれに関連する事柄に限定して検討していくことが必要である．

①秘密保持については，実習生には法的義務はない．問題は，実習生に患者等の秘密を守らせるためにどのような対応をすべきかということである．考えられる方法としては，企業間の契約で，秘密保持条項を設けることが一般に行われているように，実習生から秘密を遵守するとの誓約書を取る，あるいは学校において実習生に対して指導監督するなどがある．しかし，教育的観点からすると，実習生に書面を提出させるのは，やや行き過ぎの感は否めない．ここは学校においてきちんと指導監督して，秘密保持を徹底させるのが

相当であろう．

　②プライバシーの権利については，実習生といえども守るべき義務はある．この点については，厚労省の看護基礎教育における技術教育のあり方に関する検討会に資料として提出された臨地実習説明書の例のなかに「学生は，臨地実習をとおして知り得た患者・家族に関する情報については，これを他者に漏らすことがないようにプライバシーの保護に留意する」との条項を設けている．これ自体は，患者に対する説明のための書面であるが，実習生に対する学校からの指導監督がなされていることが当然の前提となっている．

　③個人情報保護法は，責任主体が個人情報取扱事業者であることは先述の通りである．実習についてみると，通常は受入施設である病院などの医療法人が個人情報取扱事業者になる．患者の個人情報の流れをみると，受入施設である医療法人が患者から個人情報を取得，取得した個人情報を学校に提供するということになる．医療法人は，患者から個人情報を取得するに際して利用目的を特定する必要がある．臨地実習に患者の個人情報を利用することは，本ガイドラインによれば医療関係事業者の通常の業務で想定される利用目的とされている（別表2参照）．したがって，医療法人は臨地実習に利用することをあらかじめ公表しておく必要がある．また，実習に関して「個人データ」を学校に提供する場合は，この点も公表しておく必要がある（なお，プライバシーの観点から，患者から個別に同意を得る必要があることは前記の通り）．

　以上の通り，受入施設である医療法人と学校との間で個人情報保護の覚書などを締結することは必要なことと言える．ところが，実際には実習生に対して受入施設が個人情報保護に関する誓約書のような文書を差し出させている例が見受けられ，なおかつそのなかに民事刑事上の責任が生じるといった条項も書かれていることがある．しかし，実習生個人は個人情報取扱事業者ではない．個人情報保護法違反については，個人情報取扱事業者に対する主務大臣による勧告，命令がなされるが，個人に対する民事上，刑事上の責任は，民法，刑法など他の法律に基づく派生的な責任であり，その場合は，むしろ受入施設あるいは学校の使用者責任，監督責任が問題となると考えられる．このようなかたちで実習生をいたずらに不安に陥れるのはいかがなものかと考える．実習生に対して個人情報保護についての自覚を促すのであれば，別の方法を検討するのがいいのではないだろうか．

　最後に受入施設と学校間の覚書の参考例を示す．これは個人情報保護法とプライバシー双方を考慮して作成したものである．

【参考例】

実習先医療法人 × 学校

個人情報の取扱いに関する覚書

　○○○○医療法人（以下、「甲」という）と△△△△学校（以下、「乙」という）とは、甲が乙の実施する臨地実習を受け入れるに際して甲が保有する患者情報の臨地実習への利用に関し、以下のとおり合意します。

第１条（目的）
　　本覚書は、甲乙間の平成　年　月　日付『臨地実習に関する覚書』に基づき実施される臨地実習に際して甲から乙に提供される甲の患者の個人情報（個人データを含み、以下「本件個人情報」という）の適切な保護を目的として、乙における個人情報の取扱い条件を定めるものです。

第２条（定義）
　　本覚書において「個人情報」とは、生存する個人に関する情報であって、当該情報に含まれる氏名、生年月日その他の記述等により特定の個人を識別することができるもの（他の情報と容易に照合することができ、それにより特定の個人を識別することができることとなるものを含む。）をいいます。

第３条（利用目的）
　　本件個人情報は、乙の学生の臨地実習及び成績評価など当該臨地実習に関連する事項に利用するものとし、これ以外の目的に利用しないものとします。

第４条（提供）
　　甲は乙に対して、乙の学生の臨地実習に必要な範囲、内容の限度で本件個人情報を提供するものとし、詳細は甲乙協議により決定するものとします。
　２　乙は、甲から提供を受けた本件個人情報につき個人情報保護法、ガイドライン、乙の個人情報保護マニュアル等の指針に従い適切に取り扱うものとします。

第５条（秘密保持）
　　乙は、甲から提供を受けた本件個人情報を秘密として保持し、第三者に開示又は提供してはならないものとします。
　２　乙は、本件個人情報を臨地実習の指導教員、実習生、その他臨地実習の評価担当教員以外に取り扱わせないものとします。
　３　乙は、本件個人情報を取り扱った前項の指導教員らに対し、その在職中、在学中及びその退職後、卒業（退学を含む）後においても本件個人情報を秘密に保持するよう義務付けるものとします。

第６条（匿名化）
　　乙は、甲から提供を受けた本件個人情報について臨地実習に支障のない範囲で匿名化するものとします。匿名化の方法その他の条件については、甲乙必要に応じて協議するものとします。

第７条（個人情報の安全管理措置等）
　　乙は、本件個人情報の安全管理責任者を選定し甲に通知するものとします。

2　前項の安全管理責任者は、本件個人情報の安全管理措置を徹底するものとし、実習生及び実習担当教員など本件個人情報を取り扱う者を指導監督するものとします。
3　乙は、臨地実習の性格上、本件個人情報は実習生が取り扱うことに鑑み個人情報取扱マニュアルなどの指針を策定し、実習生及び実習担当教員等本件個人情報を取り扱う者に遵守させるものとします。
4　甲は、乙に提供した本件個人情報といえども、実習生を受け入れている間は、実習生及び乙の指導担当教員に対して本件個人情報の取扱いにつき指示できるものとします。

第8条（実習終了後の取扱）
　　乙は、臨地実習終了後本件個人情報を原則として復元不可能な状態にして廃棄するものとし、乙若しくは実習生が保管する必要がある場合は匿名化を行い特定の個人が識別できない状態にするものとします。

第9条（事故）
　　乙は本件個人情報の盗難・紛失・滅失・毀損等に関する事故が発生した場合は、直ちに甲に対し通知するものとし、甲乙協力して対応するとともに損害の発生を防止するための合理的措置を講じるものとします。

第10条（協議事項）
　　本覚書各条項の解釈又は本覚書に定めのない事項に疑義または紛争が生じた場合は、誠意をもって協議のうえ解決します。

平成　　年　　月　　日

　　　　　　　　　　　　　　甲：

　　　　　　　　　　　　　　乙：

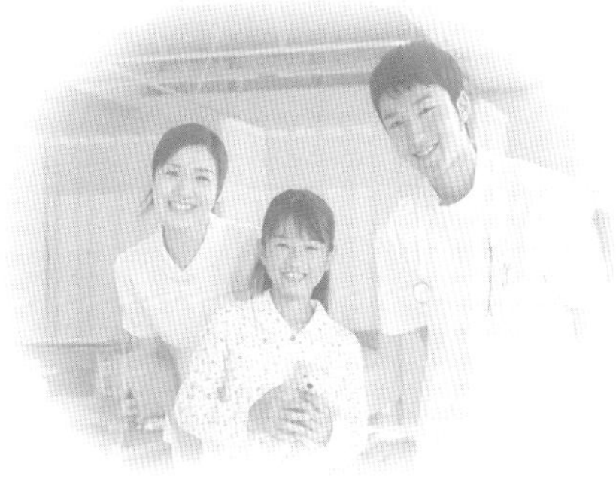

2 医療紛争と解決法

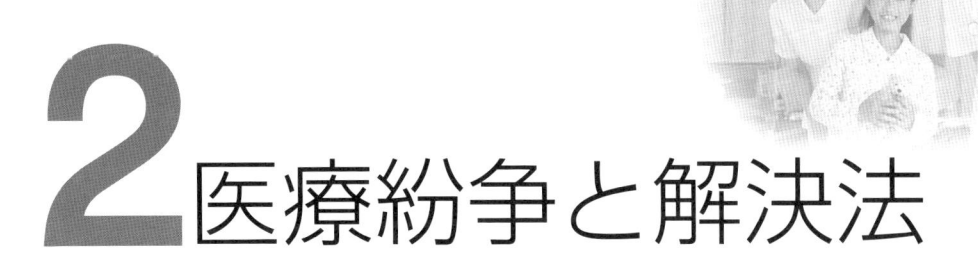

1） 医療事故と医療過誤について

　医療事故・医療過誤について，法律上の定義はない．一般には，医療事故（アクシデント）は「医療に関わる場所で，医療の全過程において発生する全ての人身事故」を，医療過誤は「医療事故の中で，医療従事者が，医療の遂行において医療準則に違反して患者に被害を発生させた行為」を意味する（図Ⅲ-1）．

　そして，医療者が民事責任等の法的責任を負担するのは「医療過誤」の場合に限定される．医療行為の安全性は飛躍的に向上したが，身体に対する侵襲を伴うものであり，100％の安全を保障することはできない（医療の不確実性）．通常の注意を払ったにもかかわらず，悪しき結果が発生した場合は，合併症・偶発症に位置づけられる．医療事故は，過失のある医療過誤と過失のない合併症・偶発症とを包含する概念である．

　しかし，「医療事故＝医療過誤」と誤解している患者も少なくない．このように医療事故・医療過誤という言葉は，誤解を招きやすく，そのため，かえって混乱することも多い．医療者には，まずこれらの言葉の意味を正確に理解することが求められるが，そのうえで患者への説明の際には，これらの言葉の使用を避けることが望ましい（場合によっては，評

図Ⅲ-1　医療事故と医療過誤

実害がない：ヒヤリ・ハット
　実害発生：医療事故（アクシデント）
　　医療過誤
　　・被害者：患者
　　・医療の遂行において発生
　　・過失（落ち度）あり

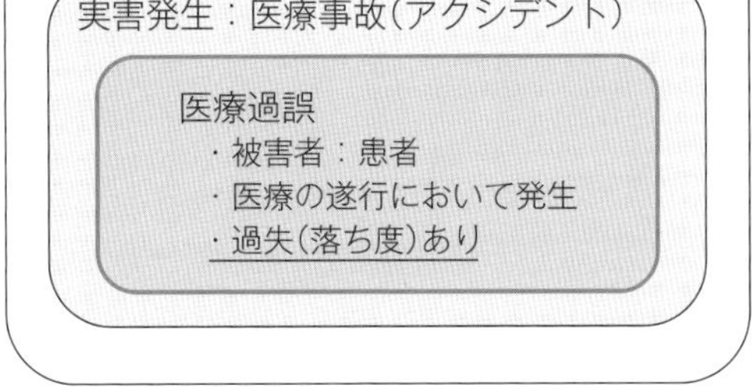

価を交えずに事実経過をありのままに説明するなどの工夫が必要となる).

2) 医療紛争について

　医療紛争とは，医療者側と患者側の間の紛争（トラブル）の総称であり，法律上の定義はない．「医療訴訟（医療裁判）」が中心となるが，これに限らず，医療者側と患者側の全ての争いが医療紛争となる．医療事故・医療過誤だけでなく，実害のないヒヤリ・ハット（インシデント，ニアミス），さらには，患者情報の取扱いや言葉遣い等も医療紛争の契機となり得る．

　Harvard Medical Practice Study[1]では，3万件の診療記録の分析が行われた．その結果，280例に医療過誤が存在していたにもかかわらず，そのうち実際に損害賠償請求をしていたケースはわずか8例にすぎなかった．損害賠償請求をしていた51例の多くは，医師たち専門家が過誤がないと判断していたものであった．この報告では，医療裁判・医療紛争の帰趨は，必ずしも医師ら専門家の判断と一致するものではなく，両者に相関関係は見出せなかったと結論づけられている．

　現在の医療紛争の背景には，医療者側・患者側の相互不信がある．マスコミ等により，医療被害が誇張されて報道されたことも，これに拍車をかけた．患者の権利の向上が叫ばれて久しいが，誤った権利意識（保護意識）は，自らの決定に責任をもつという方向には働かずに「医療被害に遭って泣き寝入りはしない」と紛争を助長する．その結果，"モンスターペーシェント"まで登場し，医療者側も患者側に対して不信感を強めることとなった．医療訴訟（医療裁判）件数自体は減少傾向にある（図Ⅲ-2）ものの，患者側の医療不信はいまだ根強い．これに医療者側の患者不信も加わり，近年の医療紛争は複雑さを増している．

　医療紛争を防止する唯一の手段は医療者側・患者側の相互理解である．信頼関係を構築することで，接遇や軽微な身体障害が紛争へと発展することを回避することもできる（図

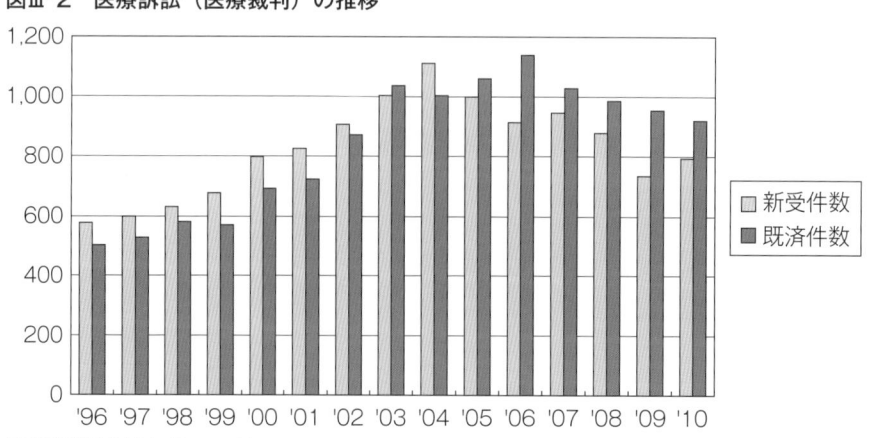

図Ⅲ-2　医療訴訟（医療裁判）の推移

最高裁判所統計（http://www.courts.go.jp/saikosai/about/iinkai/izikankei/toukei_01.html 参照）

図Ⅲ-3 医療紛争の分析

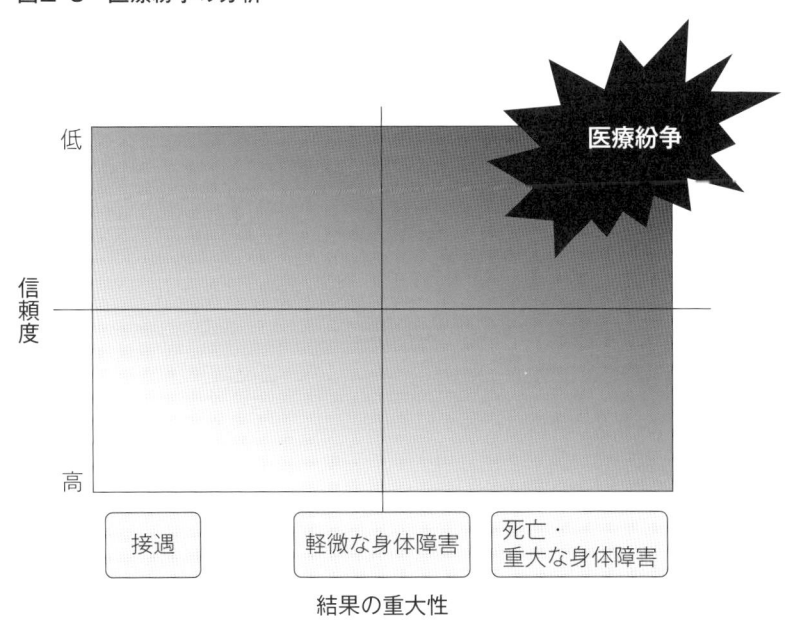

	接遇	軽微な身体障害	死亡・重大な身体障害
信頼度 低			医療紛争
信頼度 高			

結果の重大性

Ⅲ-3）．患者や家族の気持ちに配慮しない医療者の軽率な発言により医療紛争となることがあってはならない．

ところで，インフォームド・コンセント（IC）は，患者側が医療内容を理解するための有効な手段であるとされてはいるが，合併症・偶発症等のリスクのみを強調した画一的な説明では，かえって医療者への不信感を強める場合もある．ICは信頼関係構築の手段ではなく，信頼関係が構築されてはじめて機能するものであることを忘れてはならない．信頼関係構築のためには，個々の患者に応じた対応，説明こそが大切である．

3）個人情報保護について

保健師助産師看護師法42条の2は，看護師に守秘義務を課している．これに違反した場合には，刑事罰の対象となるほか，民事責任が問われる．看護師に守秘義務が課される根拠は，他の医療関係職種と同様，その業務に際して，傷病者の個人的な秘密を知り得る機会が多いこと，しばしばそれを知ることによってのみ，真にその職務を十分に行える地位にあるという点に求められる．

看護学生も，臨地実習において患者の病歴・生活習慣・家族構成という機微のある情報（センシティブな情報）に触れることから，その取扱いは十分に注意しなければならない．看護学生の場合には，看護師の身分を有していないことから刑事罰の対象とはならないものの，民事責任は問われる．患者との信頼関係を構築するためにも患者情報の厳格な管理が求められるのであって，秘密を守れない人物は看護師の適性に問題があると評価されかねない．

4) 法的責任について

(1) 概　要

　医療従事者は民事責任，刑事責任，行政責任という3つの法的責任を負う（**表Ⅲ-1**）．ほかに謝罪や記者会見を求められることもあるが，これらは道義的責任・社会的責任とよばれる．後者は，法によって強制されることがない点で法的責任と明確に区別される．

表Ⅲ-1　医療従事者が負う法的責任

民事責任	損害賠償責任（被害者に対する責任） 　被害者が被った被害の弁償を強制することで，被害者救済を図ることを目的とした責任
刑事責任	刑罰（国家に対する責任） 　加害者の自由・財産等に一定の害悪を与えることにより，応報を科すと共に，犯罪を予防，再犯を防止するなど，公益的見地からの責任
行政責任	行政罰（国家に対する専門職としての責任） 　医療行為を行うことが不適当と判断される者に対し，戒告・一定期間の業務停止，免許の取消等の処分が課される．刑罰と異なり，医療安全の確保という行政目的から課される責任

(2) 民事責任の内容

　医療紛争の中心とされる民事責任は，①過失（注意義務違反）の存在，②悪しき結果（死亡，傷害等）の発生，③両者の因果関係という3つの要素をすべて満たした場合に発生する（刑事責任の要件もほぼ同様）．「医療過誤」と判断される場合には，これらの要件をすべて満たすことになる（**図Ⅲ-1参照**）．その結果，患者側の被害（実損）を賠償する義務を負う．

　わが国において懲罰的な損害賠償は認められていないものの，人の生命・健康に被害が生じた場合には，①裁判実務において定着している定額の死亡・後遺障害慰謝料に加え，②当該患者が将来得たであろう収入（逸失利益），③将来の介護に要する費用（介護費用）等が加算されることから，1億円を超える高額な賠償となることもある．しかも，事故日から年5分の遅延損害金が発生する（不法行為）ので，紛争が長期化した場合には遅延損害金も高額となりかねない．

　この第一次的責任は当該医療行為を行った医療従事者自らが負担する（民法709条）．看護師は病院や医師に雇用されていることが多いが，この場合には使用者である病院や医師も使用者責任を負担する（民法715条1項）．法は，被用者である看護師に加え，病院や医師が賠償責任を負うことにより，被害者の救済をより確実なものとしている．被害者側では，法的責任を負う者全員に対して損害賠償請求をすることも，特定の者（法人）を選択して損害賠償請求を行うことも可能である．

　そして，まず被害救済が図られた後に，使用者と被用者との間，あるいは加害者間で，

その責任割合に応じた公平な分担となるよう調整が図られる（民法715条3項，719条：最高裁昭和51年7月8日判決，最高裁昭和41年11月18日判決参照）．

なお，民事責任は専門職であることを要件として発生するものではない．したがって，臨地実習中に，看護学生の不適切な行為により，患者に健康被害が生じた場合には当該看護学生も民事責任を負担する．

ところで，民事責任のリスクは，あらかじめ損害賠償保険に加入することで回避・軽減が可能である．医療施設の医師賠償責任保険，勤務医の医師賠償責任保険のほか，看護職が個人で加入する損害責任保険制度も存在している．また，看護学生の賠償責任保険制度も整備された．看護学生を対象とした保険は，保険料が比較的低額に抑えられており，物の損壊・紛失や自身の怪我も保障対象となっているなどの特徴がある．臨地実習においては，患者の安全が第一に考えられており，個々の看護学生の能力に応じた適切な実習がなされている．そのため看護学生による高額な賠償が必要となる機会は少ないが，万が一という場合もある．賠償保険加入により安心して実習に臨めるというメリットも少なくない．

（3）医療過誤における「過失」とは

注意深い人も，そうでない人もいる．しかし，「落ち度（過失）」の内容は，人ごとに異なるものではなく，類型化・抽象化された法的な概念である．

過失の有無は，診療当時の臨床医学の実践における『医療水準』によって決定される．全国統一の基準ではなく「当該医療機関の性格，その所在する地域の医療環境の特性等」が考慮される（最高裁平成7年6月9日判決[2]）．多くの場合，他の医療従事者が現実に行っている「医療慣行」と一致するが，添付文書（能書）等が存在する場合には，特段の合理的理由がない限り，この記載が医療水準となる（最高裁平成8年1月23日判決[3]）．

そして具体的場面では「悪い結果が発生することを予見（予見義務）しながら，それを回避するための努力をしなかったこと（結果回避義務）」が過失（注意義務違反）の内容となる．ところで，医療行為は採血ひとつをとってみても，もしかしたら神経損傷（悪い結果）が起こるかもしれないという不安を完全に払拭することはできない．しかし，法は，このような抽象的な不安感，危惧感を前提に結果回避義務を要求するものではない．採血事故（前腕皮神経損傷）に関する大阪地裁平成8年6月28日判決[4]では，「橈骨神経，坐骨（筆者注：「尺骨」の誤記と推測される）神経および正中神経に関しては，その部位を予見することによって神経損傷の回避することができるが，前腕皮神経に関しては静脈のごく近傍を通過している前腕皮神経の繊維網を予見して，その部位を回避し注射針の穿刺によって損傷しないようにすることは，現在の医療水準に照らしおよそ不可能である」として「過失」が否定されている．

このようなことを知らずに，本来賠償義務がない症例で，賠償義務を認めると保険填補の対象とならないこともあるので，注意が必要である．

5）紛争解決の方法

　医療紛争は，医療者と患者側との私的な紛争であり，民事的解決が中心となる．ごくまれに刑事責任，行政責任が問われることもあるが，これらは「公益上（行政上）の目的」によるものであり，当事者間の紛争解決の直接の方法とはならない（ただし，民事的解決に事実上の影響を及ぼすことは否定できない）．

（1）示　談

　示談とは，紛争当事者間の裁判手続を経ない和解契約（終局的解決を図る合意）をいう．短期間での解決が図られることや，関係者の負担も少ないなどの利点が挙げられる．そこで，医学的・法的検討の結果，医療過誤であることが明確となった場合には，裁判手続を経ずに，医療者側が損害賠償金を支払うことで終局的な解決に至る場合も多い．

　示談交渉では，まず医療者側・患者側それぞれの立場での事実認識・評価が示される．当事者での基本的認識（評価）が全く異なる事案は，話し合いでの解決は困難となる．話し合いのなかで基本的認識（評価）の合意に至ることができない場合には，他の紛争解決方法によるほかない．

（2）調　停（ADR，あっせん・仲裁）

①民事調停

　民事に関する紛争につき，当事者の互譲により，条理にかない実情に即した解決を図ることを目的とする（民事調停法1条）とした，裁判所による民事紛争解決の一手段である．調停委員会を構成する裁判官・民事調停委員が当事者双方（申立人・相手方）の言い分を聞き，法律的な判断を基本としつつ紛争の実情に応じた調停案を提示するなどして，当事者を説得し当事者の互譲の精神により解決を目指す手続である．医療紛争においては，医師や弁護士が調停委員として選任されることも多い．成立した調停調書は，判決と同様の効力を有する．

　第三者的立場の調停委員が仲介役を務めることで，尖鋭化している当事者間の争いの緩衝も期待できるが，解決のためには当事者相互の合意が必須であることから，当事者間の基本的認識（評価）の隔たりが大きい事案の解決には，馴染まない．

　医療紛争において，当事者間で基本的認識が合致していれば示談による早期解決が図られるのが通常である．逆に，基本的事実認識，評価に争いがあるのであれば，これを確定することが紛争解決の前提となるが，これは民事訴訟手続によるほかない．

　そのため，事実認識（過失評価）に争いがなく損害額の評価等についての争いがあるというような場合を除いて，医療紛争の解決手段として民事調停が利用される頻度は少ない．調停手続で合意に至れない場合には，民事裁判等の解決方法を選択することになる．

② ADR（Alternative Dispute Resolution）

　裁判外紛争解決手続を意味する．民事調停も広義のADRと評価できるが，通常「ADR」

という場合には，裁判所以外の中間的存在の第三者解決機関にて行われる「あっせん・仲裁」手続を指す．

あっせんは，第三者が仲介役となって話し合いによる解決を目指す手続である．また，仲裁は，当事者の合意（仲裁合意）に基づき，第三者（仲裁人）の判断（仲裁判断）による紛争解決を行う手続をいう．あらかじめ「第三者に争いを判断させ，その判断に服する合意（仲裁合意）」があることから，控訴や上告等の不服申し立ての制度はなく，仲裁により終局的な解決が図られる．

医療紛争に関しては，弁護士会でのあっせん・仲裁（東京弁護士会紛争解決センター，第一東京弁護士会仲裁センター，第二東京弁護士会仲裁センターのなかに，それぞれ医療ADRが設置されている）のほか，医師会の医事紛争処理委員会や，医療に関する紛争を解決する第三者機関としての「中立処理委員会（茨城県）」，千葉県内の医療関係者や弁護士らで組織するNPO法人「医事紛争研究会」，また，医療トラブルに対し裁判外での紛争解決手続（ADR）を図る「医療紛争相談センター」などの機関が存在する．

ADRには，医療側と患者側の対話の橋渡しという効果も期待されている．しかし，医療紛争において，裁判所以上に高度の専門性・中立性・調査能力等を備えたADR機関はいまだ存在せず，当事者双方の認識の隔たりが大きい場合が多いことなどから，利用頻度は高いものとはなっていない．

(3) 訴　訟（狭義の裁判手続）

当事者間の基本的認識（評価）に隔たりのある医療紛争の大部分は，民事裁判（民事訴訟）により解決される．訴訟は，具体的な争訟について，証拠を合理的に評価し，法を適用・宣言することによって，終局的な解決を図る手続である．最終的には，判決により当該事案に関する裁判所の判断が示されるが，この判断に不服があれば上訴（控訴・上告）によって是正を図る余地がある．わが国は三審制を採用していることから，当事者双方が上訴をしない場合，あるいは最高裁判所の判決によって終局的な解決（確定）となる．

しかし，第1審裁判所の証拠調べ（書証・証人尋問）の過程で，当事者間の事実認識が共通になることも多く，約半数は「裁判上の和解（話し合いによる解決）」で終了している（図Ⅲ-4）．

医療裁判では，審理期間の長期化，裁判官の専門的知識の不足等の問題が指摘されていたが，最近では「計画審理」「医療集中部の創設」「鑑定の工夫（鑑定人候補者推薦手続の迅速化，複数鑑定・カンファレンス鑑定）」等の改善が図られている．その結果，最近の

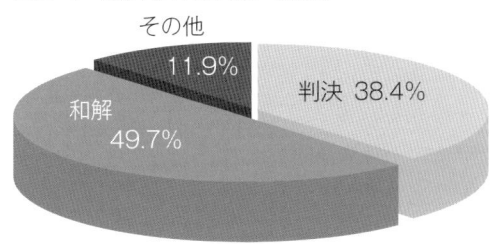

図Ⅲ-4　既済事件の内訳（訴訟）

判決　38.4%
和解　49.7%
その他　11.9%

表Ⅲ-2　紛争回避に資する制度

制度や事業	内容
医薬品副作用被害救済制度	医薬品を適正に使用したにもかかわらず副作用による一定の健康被害が生じた場合に，医療費等の給付を行い，これにより被害者の救済を図る制度
産科医療補償制度	分娩に関連して発症した重度脳性麻痺児に対する補償の機能と脳性麻痺の原因分析・再発防止の機能とを併せ持つ制度
診療行為に関連した死亡の調査分析モデル事業	診療行為に関連した死亡の原因を専門家が調査（解剖を含む）し，同様の事例が再発しないための対策を検討する制度．厚生労働省の補助事業として一般社団法人日本医療安全調査機構が，東京・大阪・愛知等主要の全国10地域で実施している

第1審裁判所における平均審理期間は約2年程度まで短縮した．裁判の迅速性のみを強調することは，ときとして拙速に陥る危険もある．専門分野に関する裁判であること，事実認定，鑑定に要する期間を考慮すれば2年程度の審理期間は妥当と考える．

6）紛争解決のための豆知識

　医療事故の被害者側（患者側）には，①原状回復，②真相究明，③反省謝罪，④再発防止，⑤損害賠償の5つの願いがあるといわれている．このうち，①原状回復が可能であれば，医療者としても，これに最善を尽くしている．そのため，紛争となるのは②〜⑤が問題となる場面である．しかし，紛争解決手続において終局的な解決が図られるのは，これらのうち，⑤損害賠償についてのみである．もちろん，紛争解決手続のなかで，②〜④の願いが叶えられることもあるが，これは紛争解決の副次的な目的・効果に留まる．

　そもそも，②〜④の願いは患者側のみならず，医療者の願いでもある．両者の受け止め方や，そのための努力の方向が異なっているために，相互理解には至っていないことも紛争の要因である．悪しき結果が発生した場合，医療の不確実性を知る医療者は合併症・偶発症と捉えるのに対し，医療の安全性を信じる患者側は「ミス」「過誤」があったと理解することも多い．同じく「②真実発見」を願ったとしても，出発点においてすでに誤解が生じているのである．当然，③反省謝罪，④再発防止の意味合いも異なってくる．この点についての理解が深まらなければ，医療紛争の根絶は難しい．

　表Ⅲ-2に，紛争解決の直接の手段ではないものの，被害救済，真相究明を図ることで，紛争回避に資する制度を紹介する．これらの制度のさらなる整備，拡充が望まれる．

■参考文献
1) Harvard Medical Practice Study：N Engl J Med. 1996 ;335: 1963-7.
2) 最高裁 1995. 6. 9 判決　判タ 883・92，判時 1537・3．
3) 最高裁 1996. 1. 23 判決　判タ 914・106，判時 1571・57．
4) 大阪地裁 1996. 6. 28 判決　判タ 942・214，判時 1595・106．

Ⅲ 臨地実習応用編

3 臨地実習におけるリスクマネジメント

はじめに

　平成21年のカリキュラム改正に伴い，看護の統合と実践が導入され看護基礎教育のなかで医療安全に対して教育する機会ができた．そして基礎看護学実習，領域別実習，看護の統合と実践の臨地実習においても「医療安全」を含めた指導を行うことが重要となった．(社)日本看護協会の2004年『新卒看護職員の早期離職等実態調査』において，仕事を続けるうえで悩みとなったことの上位は，〔専門的な知識・技術の不足：76.9％〕，〔医療事故を起こさないか不安：69.4％〕，〔基本的な看護技術が身についていない：67.1％〕，〔ヒヤリ・ハット（インシデント）報告を書いた：58.8％〕である．また仕事を辞めたいと思った理由の上位3項目は，〔自分は看護師に向いていないのではないかと思う：21.6％〕，〔医療事故を起こさないか不安である：18.1％〕，〔ヒヤリ・ハット（インシデント）報告を書いた：16.1％〕であると報告している[1]．この状況を看護学生（以下，学生とする）に置き換えて考えてみると，学生にも医療事故に対する不安はあると考える．

　看護教員（以下，教員とする）は，学生が医療安全に対する取り組みの必要性を理解し，臨地実習（以下，実習とする）において医療安全を実践できるように働きかけることが重要な課題となる．今回は実習における医療安全の取り組みについて述べる．

1）臨地実習とコミュニケーション

　コミュニケーションエラーが医療事故につながることがある．医療安全にとって安全を守るためのコミュニケーションは重要な課題である．

　コミュニケーションエラーは大きく2種類に分類される．〔適切に情報が伝達できない〕場合と〔エラーを回復するためのコミュニケーションが適切に行われない〕場合である．

　コミュニケーションエラーによって不適切な行為が行われることは，実習でも起こる可能性が高い．そこで具体的にどのような場合にコミュニケーションエラーが生じ，それをどのように防ぐかについて以下に述べる．

(1) 適切に情報が伝達できない

1つ目は誤った情報が伝達される場合である．たとえば，学生の受け持ち患者の食事内容が，嚥下がうまくできないために昼食から主食：全粥，副食：きざみに変更になっているにもかかわらず，夕食から主食：全粥，副食：きざみに変更といったように，誤った情報が伝わる場合である．

2つ目は情報が伝わらない場合である．たとえば，学生の受け持ち患者が食事摂取時に誤嚥防止のために義歯を装着して食事介助を行うことが，看護師間では情報共有されていたにもかかわらず，学生にその情報が伝わらない場合である．このどちらの場合でも誤嚥を誘発するという事故につながる．

山内らは，医療従事者間の情報伝達のエラーに関連する要因では，看護師間での〔情報や変更を伝えていなかった〕と〔他者が用意したものを確認せずに実施した〕がとくに多く選択されていると報告している[2]．学生も実習では患者のケアに参加するチームの一員になるので，臨床のスタッフは受け持ち患者に関する情報や変更を伝える必要がある．

教員は学生と臨床のスタッフとの情報共有が円滑に行えるように，臨床指導者をはじめ臨床スタッフに臨地実習における学生との情報共有の重要性を伝えるとともに，学生も自ら必要な情報収集や変更に関する情報把握に努めるように促す．

(2) エラーを回復するためのコミュニケーションが適切に行われない

1つ目は不十分な確認で仕事をすすめる場合である．たとえば，看護師が臨地実習5日目で，前日に患者をレントゲン室まで付き添い歩行で連れて行った経験がある学生に，「受け持ちの患者さんをレントゲン室まで移送してください」と依頼した．学生は車椅子で移送するのか，付き添い歩行なのか疑問に思い看護師に「昨日と同じでいいですか？」と聞いた．すると看護師から「昨日も行ってくれたのね．じゃあ，お願いします」と言われた．学生は，昨日は付き添い歩行だったので付き添い歩行だろうと考え，レントゲン室まで付き添い歩行で移送した．レントゲンから戻ってきた学生が看護師に「レントゲンから戻りました」と声をかけたところ，看護師から「ありがとう．車椅子うまく操作できた？」と聞かれ，患者が車椅子移送に変更となっていたことがわかった，というような場合である．

2つ目はエラーを見つけたのに指摘しない（できない）場合である．たとえば，学生は受け持ち患者の食事が昼から全粥・きざみ食に変更されることを知っていた．しかし，昼食は米飯・きざみ食で用意されていた．学生は疑問に思ったが，「きっと夕食から変更なのだ．わたしが昼食からと思い間違いをしていたのだ」と思い，看護師に確認せず配膳したところ患者がむせてしまった．学生が把握していた昼から全粥に変更という情報は正しかったが，誤って米飯で準備されていたような場合である．

森永らは看護師がエラーを指摘するときの抑制要因として，〔間違いへの自信が持てない（自信がない，情報不足，意図的な行為かもなど）：28.5％〕，〔人間関係の悪化が心配（人間関係の悪化が心配，相手からの反応が心配，相手の性格など）：25.9％〕，〔立場の違い（上下関係，他部門，多職種）：24.6％〕があると報告している[3]．

情報や知識があり「変だな」と思っても，学生が疑問や不安を確認することは看護師以上に困難な場合が多い．

教員はコミュニケーションエラーが原因で医療事故につながった報道事例などを紹介し，確認すること・指摘する（伝える）ことの重要性を学生に伝える必要がある．そして臨床指導者や臨床のスタッフ，教員に対して，学生がわからないことをわからないと伝えられ，不安であることを伝えられ，疑問を確認できる関係を築くことが重要になる．

教員は，日ごろから実習施設の臨床指導者やスタッフに，学生が疑問や不安を伝えたら，応じてもらうように依頼しておく．

（3）アサーティブなコミュニケーション

臨床では多職種がチームで患者の援助を行っているため，チームで事故を防ぐという考え方を学生時代から身につけておくことが大切になる．教員は患者の安全を守るためのコミュニケーションスキルを学生が活用できるように，疑問に思ったことや不安に思ったことをそのままにして行動に移すことには危険が伴うことを伝え，学生がアサーティブなコミュニケーションを実施できるよう具体的な例を挙げて伝える．

①Ⅰメッセージ

これは何かを伝えるとき，主語を〔私：Ⅰ〕にするということである．たとえば，学生が行動計画を伝えるときに，看護師からアドバイスされて，自分の伝えたいことが伝わっていないと感じたときに，「看護師さんの言うことは違います」と相手を否定するのではなく，「私はこういう考えでこの援助を考えました」というように主語を〔私：Ⅰ〕にして伝えることで，自分の考えや思いを適切に相手に伝えることができる．このとき，「そんなつもりでは……」というような曖昧な表現も避けるようにする．

② Two-Challenge Rule

これは〔疑問があるときは2回言う〕というルールである．自分の伝えたことに対して相手から返事がないときや，疑問や気がかりなことをもう一度声に出して伝える．そして伝えられた側はそれに応じるというルールである．

実習場所はさまざまなモニターの音や人の会話，ナースコール，器具の触れ合う音などさまざまな音にあふれている．学生が看護師に声をかけても聞こえないために返事がない場合がある．そのような場合，学生は「機嫌が悪いからだ」とか「無視された」とかネガティブな感情にとらわれがちである．この Two-Challenge Rule を学生が知っていれば看護師に確認しやすくなる．

2）臨地実習におけるヒヤリ・ハット報告

（1）ヒヤリ・ハット報告の意義

前出の（社）日本看護協会の調査では，ヒヤリ・ハット報告を書いたことが仕事を続けるうえでの悩みの理由の4番目に，仕事を辞めたい理由の3番目に挙げられている[4]．

ハインリッヒの法則という災害事故防止論[*1]は，1件の重傷な災害・事故（accident）の背後には，29件の軽傷な災害・事故（incident：ヒヤリ・ハット）が起こり，さらにその背後には300件もの危うく大惨事になる傷害のない災害・事故（irregularity：ニアミス，危険）がある．accidentを防ぐにはその背後のincidentやirregularityを収集・分析することで，重傷以上の災害・事故が防止できるというものである．これを医療・看護分野に置き換えると，ヒヤリ・ハット報告を分析することが医療安全対策につながることになる．

　ヒヤリ・ハットを感じるということは，その学生は言い換えればリスクに対する感性が高いともいえる．しかし，一部にはヒヤリ・ハット報告書イコール反省文というイメージがあり，ヒヤリ・ハット報告を書くことに対してネガティブなイメージがあることも事実である．そこで，学生にヒヤリ・ハット報告を書くことの意義を伝えることが大切である．

　ヒヤリ・ハット報告の意義は3つに分けられる．第一は個人にとっての意義である．これは文章による振り返りと，危険への感受性（こんなとき危ないという意識）の向上である．第二は部門・部署・組織にとっての意義である．これはメンバー（実習メンバーや学生間および臨床スタッフ）の情報共有・安全意識の向上，責任者・管理者（実習指導教員および臨床指導者）による危険の把握，危険要因を発見することで対処につなげるということである．第三は医療界全体（学校と臨床）にとっての意義である．これは危険なモノ（機器・薬剤）の改善をメーカーに要請することで，より安全な医療機器や薬剤が開発されるということである．

　教員は学生にヒヤリ・ハット報告の意義を伝えたうえで，実習でヒヤリ・ハットする場面に出合ったときに臨床指導者や担当教員に報告できる体制を整える．そして，学生のヒヤリ・ハット報告についてカンファレンスで話し合い，学生が自らの行動を振り返りメンバー間で情報共有し危険要因を見つけ出し，安全に看護が実施できるためのよい体験として情報を共有できるようにかかわる．

　また，カンファレンスで，報告している学生が責められているという認識をもたずに，安全に看護が実施できるためのよい体験として情報を共有できるようにかかわることが大切になる．さらに，学生のヒヤリ・ハット報告が患者の安全やヒヤリ・ハットの再発防止のために役立っていると思える機会をつくるようにする．

（2）臨地実習でのヒヤリ・ハット報告の傾向

　実習は学生にとって今まで学んできた知識や，学内演習で身につけた看護技術を実践する貴重な体験の場であり，多くの学びを得ることができる．また日々新しい人々や体験との出会いの場なので，学生は興味をもって実習に取り組むことができる．しかしその半面，緊張や不安が大きい状態にある．

　川原らは実習におけるヒヤリ・ハット報告における学生の予見・予測的思考の特徴とし

[*1]：ハインリッヒの法則：米国の損害保険会社で技術・調査部の副部長を務めていたハインリッヒが，同一人物が起こした同一種類の労働事故・災害約75,000例を分析．その結果，事故・災害が発生する割合は1（重傷）：29（軽傷）：300（ニアミス）であった．危うく大惨事になる傷害のない災害・事故そのうち予防可能であるものは労働災害全体の98%を占めるとしている．

て，〔まったく危険を予測できなかった：35.3％〕，〔危険を予測しても回避する行動に結びつかなかった：17.8％〕．また，出来事の最中の思考で一番多かったものは，〔1つの援助行為に熱中し，他の事柄・周囲に目を向けられなかった：23.5％〕，〔不安・緊張・焦り：22.3％〕と報告している[5]．まだ学生は看護援助に伴うリスクを予測する力や，予測した事態を回避するための方法を考える力は十分とはいえない．そこでリスクを最小限にするために教員や臨床指導者がかかわることが重要になる．

実習では患者の状況に応じた臨機応変な対応が必要になるので，学生が行動計画を発表するときに援助場面で具体的に想定されるリスクを伝えることが大切である．

たとえば，患者を車椅子でリハビリテーションルームに移送するという行動計画を学生が発表した場合，「ベッドから車椅子への移乗時に患者さんがふらついたらどうするか？」「リハビリテーション中に患者さんが気分不快を訴えたらどうするか？」などである．教員は予測されるリスクに対して学生が対応策をイメージできるようにかかわることが大切である．

3）臨地実習における情報管理について

（1）実習記録の取り扱い

臨地実習ではさまざまな個人情報や患者のプライバシーに関する情報を取り扱う．看護学生の記録や個人情報の取り扱いに関しては，（社）日本看護協会の『看護記録及び診療情報の取り扱いに関する指針』に詳細が記載されている．

指針では，「看護学生が個人情報を施設外に持ち出すことなく実習記録を作成できるよう，実習記録時間が確保できる実習カリキュラムを検討し，実習施設の施設管理者および看護管理者と協力し，施設内に実習記録を作成する場所を確保するよう努める」「臨地実習前に看護協会の『看護記録および診療情報の取り扱いに関する指針　5　診療情報の取り扱いに関する看護者の責務』について講義を行う」「実習記録も開示の対象となりうることを周知する」など[6]が求められている．指針をもとに実習オリエンテーションで個人情報や記録などの取り扱いの注意点を具体的に伝える．なお個人情報に関しては，前述しているので参考にしてほしい．

（2）患者情報の会話について

患者情報には個人情報やプライバシーに関するデリケートな情報が含まれているので，受け持ち患者の話をする場合どのような場所で誰と行っているかが問題である．丸山は受け持ち患者の情報についての会話を同じ実習グループのメンバーで行うのが1年生：51％，3年生：36％，主治医・指導教官・病棟学生係と行うのが1年生：49％，3年生：68％であると報告している[8]．

まずは，実習のオリエンテーション時に，学生が患者情報を他者に漏らさないように守秘義務について伝えることが大切である．さらに患者情報は患者に医療・看護を実施する

ため共有するという目的を伝えるとともに，患者情報を話す場所について公共交通機関や，公共の場（喫茶店・レストラン等含む），エレベーターなどで話さないというように具体的な場面を挙げるようにする．また，患者情報は，カンファレンスの場や学校内および病棟の限られた場所のみで話すように伝えることが必要である．

（3）情報流出について

医学・看護学系の学生の個人情報の流出に関する報道のなかで，インターネットへの流出事例としては，〔事例1：病院で見学した患者の情報をインターネットの会員制サイトに書き込んでいた．書き込みを問題視する電話が寄せられ事実関係を確認したところ，学生が認めた．実習に先立ち，個人情報保護や患者情報の守秘義務について，学生に誓約書を提出させていた．患者情報の守秘義務に違反したとして，学生を停学3カ月の処分にした〕というものがある．

またUSBメモリの紛失としては，〔事例2：臨床実習中に指導教官の指示で患者の疾患等の情報を記録．USBメモリを使って作業した．その後USBメモリの紛失に気がついた．実習施設は，実習の学生が個人情報に配慮したうえでデータをUSBメモリなどに保存することを認めている．今後，該当する患者には文書で謝罪する〕というものがある．

ほかにも実習記録を移動中の公共交通機関やレストランや喫茶店に置き忘れるという事例もある．学生が把握している患者の情報はプライバシーに関するデリケートなものが多いので，実習記録の取り扱いに関しても各学校の実習便覧やガイドブックに基づき具体的に伝える．

学生の実習のオリエンテーション時に上記のような具体的な報道事例を挙げて，なぜ情報流出が起こったのか一緒に考え，問題点を挙げて防止策を学生自ら考えさせることも一案である．また，万が一個人情報や患者情報が流出した場合，実習施設や学校は具体的な対応策を決めておくことが必要である．

4）臨地実習中の実際の事例

一般社団法人看護学校協議会共済会に届けられた，2001年から2011年2月15日までの実習中の傷害事故事例から，①転倒による傷害，②患者の移動・移乗時の傷害，③しびれでの転倒による傷害，④清潔援助における熱傷，⑤患者から噛まれる・蹴られる・殴られる，⑥訪問先の動物からの傷害，⑦保育園実習での傷害事例について以下に述べる．

（1）実習中の傷害事故事例

①転倒による傷害

受け持ち患者の処置の見学中などに気分不快を起こし倒れる事例が25%を占めている（図Ⅲ-5）．意識を消失し倒れるため，学生が重篤な傷害を負うことが多い（表Ⅲ-3）．手術見学やIVH挿入・骨髄穿刺・透析・腹腔穿刺・縫合処置・耳鼻科処置・気管カニューレ交換などの処置の見学，分娩見学時に多く発生している．学生の状態は，頭部打撲によ

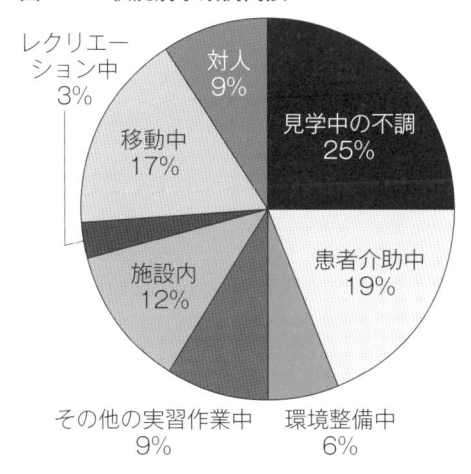

図Ⅲ-5 状況別事故例内訳

- レクリエーション中 3%
- 対人 9%
- 見学中の不調 25%
- 患者介助中 19%
- 環境整備中 6%
- その他の実習作業中 9%
- 施設内 12%
- 移動中 17%

表Ⅲ-3 転倒による傷害の例

- 手術見学中に気分不快となり，部屋を出ようとして足がもつれて転倒し左前額部・右頰部裂傷．
- 透析見学中，意識消失し後ろ向きに倒れ後頭部打撲．
- 処置の見学中，気分不快で転倒し後頭部を強打し脳震盪で意識消失，3日間入院．
- 処置の見学中，気分不快で転倒し後頭部を強打し脳震盪で意識消失，頭部CT検査実施．
- 腎生検見学中，気分不快で転倒し顎を床に強打し下顎裂傷，縫合処置．
- IVH挿入の見学中，気分不快で転倒し前歯を2本折る．
- 分娩見学中に意識消失し右頰から転倒．右頰切創・打撲．
  など

る脳震盪での入院やCT検査，頭部・顔面の裂傷・切創による縫合，前歯の歯折，頭部以外の打撲，捻挫・靱帯損傷などである．

　教員は学生に見学中・処置中に気分が悪くなった場合は，ぎりぎりまで我慢せず，その場にしゃがむ（蹲踞の姿勢をとる），椅子に座るなどの対応をとるように学生に伝える．また食事や睡眠など日常生活を調えるように指導することも必要である．

②患者の移動・移乗時の傷害

　患者介助中の学生が傷害を負う事例が19％を占めている．そのほとんどが患者の移動・移乗時，介助時に発生している（表Ⅲ-4）．学生の状態は，腰痛・腰椎捻挫・椎間板ヘルニアなどである．ほかに無理な姿勢で援助したことによる手関節の捻挫や半月板損傷などがある．学生は看護技術の演習で移動・移乗は履修しているが実習での移動・移乗動作に伴う傷害が多い．

　教員は実習に出る前に，人間工学に基づいた移動・移乗の知識と技術を再確認し，学生が腰を痛めないようにボディメカニクスを活用した体位変換，移動・移乗ができるようにする．

表Ⅲ-4 移動・移乗時の傷害の例

- ベッドから車椅子への移乗中，腰部に激痛，腰椎捻挫．
- ベッドから車椅子への移乗中，膝部に激痛，右膝内外側半月板損傷．
- 車椅子からベッドへの移乗時，腰部に激痛，急性腰痛症．
- 車椅子からベッドへの移乗時，右手首を捻り右手関節捻挫．
- 車椅子からベッドへの移乗時，バランスを崩し患者とともに転倒，左下肢から臀部を打撲．
- 入浴介助時のストレッチャーへ移動後，項部に激痛，左項部筋膜炎
- 体位変換時，右手を捻り右手関節捻挫・右前腕部挫傷．
- 洗髪中，腰を捻り腰椎板第3～第5の椎間板ヘルニア．
- トイレ介助時，無理な体勢で支えたため腰に激痛，腰椎捻挫．
  など

表Ⅲ-5 しびれによる転倒の傷害の例

- 正座をして足がしびれたまま立ち，足首を捻り右足関節捻挫，バランスを崩し左足関節も捻挫．
- 正座をして足がしびれたまま立ち，足首を捻り右足関節側副靱帯損傷．
- 正座をして足がしびれたまま立ち，足首を捻り，右腓骨遠位端骨折．
- しゃがんでいる姿勢から立ち上がるとき，左膝に全体重がかかり，左膝半月板損傷．
- しゃがんで会話をしていたら足が痺れて転倒，右足背剥離骨折．
  など

③しびれでの転倒による傷害

在宅看護論実習，老年看護論実習や保育園実習で正座をしていたり，しゃがんでいて立ち上がるときにバランスを崩して倒れたり，足関節を捻るなどの事例が多い（**表Ⅲ-5**）．学生の状態は，長時間の正座の後にそのまま立ち上がり歩こうとして転倒したことによる，捻挫や骨折などである．

日常生活で正座をする機会も少ないため，学生は正座に慣れていない．そのため足がしびれるという感覚や足がしびれたときの対応策を知らないことが多い．

教員は領域別実習前のオリエンテーションで，正座をしたときにしびれにくい方法として，たとえば重心を少し前にして座る，かかとを少し開いて座る，前後左右に体の重心を移動させるなどを伝えることが必要である．また，市販の携帯用の正座椅子を活用することもときには必要である．さらに，足がしびれたときの対応策として，立ち上がる前には両足のつま先を立ててその上に臀部を乗せてしばらくしてから立ち上がる，立ち上がるときは無理せず倒れないもの（柱など）につかまってゆっくり立つことなども伝える．

④清潔援助における熱傷

清拭や足・手浴用のお湯の準備中や，ゴム手袋を着用し熱いのをがまんして清拭用のタオルを絞っているときや，清拭車の蒸気などで熱傷を起こしている事例が多い（**表Ⅲ-6**）．

清拭では患者の肌に触れるときのタオルの温度を41～43℃になるようにするため，準備する湯は50～60℃程度となる．熱さを我慢してタオルを絞る必要はない．

表Ⅲ-6　清潔援助における熱傷の例

- 清拭用の蒸しタオルを清拭車から取り出し，タオルを絞っていたとき熱傷．
- 清拭のために清拭車の蓋を開けた瞬間蒸気が上がり，左前腕部を熱傷．
- 清拭のためゴム手袋を着用し，ベースンの80〜90℃の湯でタオルを絞っていたとき熱傷．
- 清拭用のタオルを絞るように依頼された．渡された湯が熱かったため，水を入れてほしいと頼むとタオルは熱いほうがよいといわれ，処置用手袋を2枚着用し絞ったが湯が熱かった．がまんして絞り続けて熱傷．
- 清拭用のタオルをゴム手袋着用し熱いのをがまんして絞り続けて熱傷．
- 清拭の湯を準備中にさし湯用の熱湯をベースンに移すとき湯が手にかかり熱傷．
- 足浴用のお湯を準備するとき，蛇口から出ている熱湯で熱傷．
- など

表Ⅲ-7　患者の暴力による傷害の例

- 受け持ち患者からにぎりこぶしや公衆電話の受話器による暴力があり，両上肢・背部打撲．
- 受け持ち患者に腰を蹴られ筋膜性腰痛症．
- 受け持ち患者が突然怒り出し，乗っていた車椅子を右下肢にぶつけられ，右下肢打撲．
- 受け持ち患者と話していたら，他の患者が近づいてきて殴られた．右耳あたりを打撲．
- 受け持ち患者にいきなり殴られ，右側頭部打撲．
- デイルームで患者と会話中，他の患者から頭部を5〜6回殴られ頭部打撲，頸椎捻挫．
- 利用者に飛びつかれ頸部を噛まれ，右頸部咬傷．
- など

　教員はタオルを絞るときに熱いようであれば，ゴム手袋の下に軍手を着用する，あるいはタオルの両端を持ってねじるように絞るなどの工夫をするように伝える．

⑤**患者から噛まれる・蹴られる・殴られる**

　実習中に患者に殴られた，蹴られたという事例も多くある．精神看護論実習の場合が多いが，それ以外の領域別実習でも発生している（表Ⅲ-7）．

　（社）日本看護協会「保健医療福祉施設における暴力対応指針」では，実習開始直前に暴力のリスク要因，暴力が発生した場合の報告ルート，看護部門の対応，施設の対応等を周知し，暴力発生時および発生後の対応は看護者の場合と同様に行うこと，とくに看護学生の場合は，実習開始前に学生が暴力を受けた場合の対応を決めておくこと．また，看護管理者と看護教育者が連携し，被害者の気持ちを十分に聞く体制を整えることを挙げている[9]．学生は患者から暴言・暴力を受けたとき，「自分の対応が悪いから」「相手は患者なので我慢しなくてはいけない」という思いにとらわれやすい．

　教員は学生が万が一患者から暴言や暴力を受けたときにどう対応したらいいのか，誰に相談したらいいのかを領域別実習前のオリエンテーションで具体的に伝え，臨床と協力して取り組むことが重要である．そして，継続的に被害を受けた学生の支援を行うことが望まれる．

表Ⅲ-8 訪問先のペットによる傷害例

- 在宅看護論実習中,訪問先の犬小屋にリードでつながれていた犬が飛びついてきた.驚き逃げることもできずに,左大腿部を咬まれた.
- 在宅看護論実習中,訪問先の飼い犬に咬まれ,破傷風のワクチンを接種した.
- 在宅看護論実習中,訪問先の飼い猫に引っ掻かれた.
- 在宅看護論実習中,訪問先の飼い猫に咬まれた.
  など

表Ⅲ-9 保育園実習での傷害例

- 園児と遊んでいるとき,かがんでいると,背後から膝蹴りをされ,左背部打撲,左肋骨骨折の疑い.
- 園庭で数人の園児たちと遊んでいるとき,しゃがんでいる膝に園児が勢いよく飛び乗った.右足首を捻り,尻もちをつき転倒,右足首捻挫.
- 園児3名に同時に飛びつかれ,そのとき右手を蹴られ,環指PIP関節捻挫.
- 園児と手をつないで散歩中,他の園児に後ろから腰部を叩かれ仙骨部打撲・左仙腸関節部痛.
- 床の拭き掃除中,園児が背中突然飛び乗ってきた.その後背部痛持続,頸椎捻挫・背部左肩甲部挫傷.
- 園児がふざけて噛むまねをしていて遊んでいた.こちらに向かって噛むまねをして近づいてきたので,注意したら急に噛まれた.
- 園児が紙で作った細い棒を学生の耳中に刺し,左の外耳道炎.
  など

⑥訪問先の動物からの傷害

在宅看護論実習で訪問看護に同行し,利用者の飼い犬・飼い猫に咬まれる,引っ掻かれるという事例もある(**表Ⅲ-8**).最近では室内犬が多く飼われており,外部からの侵入に対し,自分のテリトリーを守ろう,飼い主を守ろうとして学生に咬みつく場合がある.猫もじゃれるつもりで引っ掻く場合もある.学生のなかには動物が苦手な学生もいるが,飼い主にとってペットは家族同様である.

そこで教員は学生が訪問先のペットに咬まれたり,引っ掻かれたりした場合どのように対応したらよいか伝える.ペットの場合はほとんどが予防接種などを実施しているので危険性は少ないが,動物由来感染症[10]の問題もある.訪問先のペットに咬まれたり,引っ掻かれたりした後に体調に不良を感じた学生に対して,早めの受診をすすめる必要がある.また深く咬まれた場合はすぐに流水で洗い状況に応じて受診を促す.さらに引っ掻かれた後に皮膚症状が生じた場合は受診をすすめる.

訪問先にペットがいる場合は,訪問看護ステーション等の実習指導者から事前に情報をもらい,どのように訪問先のペットとかかわればいいかを確認しておくことが必要になる.また学生のなかには猫毛や猫上皮のアレルギーがある場合もあるので,そのような場合は訪問先を考慮する.

表Ⅲ-10　患者，家族への損害賠償例

- 患者を車椅子からベッドへの移動時，ベッドの反対側へ患者とともに転倒し，患者が橈骨骨折．
- 歩行訓練時，車椅子に座らせるのを手伝っていたところ，患者が転倒し左股関節頸部骨折．
- 体重測定の付き添い中，支えきれず患者が転倒し，患者が右肩と右大腿部骨折．
- 靴下をはかせるとき，学生の親指または腕時計が患者の右下腿にあたり患者が皮膚損傷．
- お茶をオーバーテーブルに置き，配膳車を病室の入り口で待っていたときに，患者がエプロンを引っぱり，お茶がこぼれ患者が熱傷．
- 環境整備中，床のコードにつまずき，輸液ポンプが倒れ，患者の頭部にあたり頭部打撲．
- 患者家族がベッドのサイドフレームに足をかけていたのに気づかず，ギャッチ操作を行い，右第一趾を挟み受傷．

⑦保育園実習での傷害

小児看護学実習の保育園実習では子どもと遊び，日常生活の援助を行う．子どもは元気なので思わぬ行動をとることがあり，学生が傷害を受ける事例が多い．学生の状態は打撲や捻挫，噛傷である（表Ⅲ-9）．最近の学生はきょうだいが少なく，一人っ子が多いため子どもと接する機会が少ない．このため子どもがどのような行動をとるのか想像しにくい場合がある．

教員は事前に活発に遊びまわる幼児期の子どもたちの様子がイメージできるようにかかわる必要がある．具体的にどのような場面で学生の傷害が起こっているのか学生に伝え対応策を一緒に考えることも有用である．

（2）実習中の賠償事故事例

一般社団法人看護学校協議会共済会に届けられた，2001年から2011年2月15日までの実習中の賠償事故から，①患者・家族への傷害に対する賠償，②患者の私物の破損に対する賠償，③ナースコールの破損に対する賠償，④水温計・体温計の破損に対する賠償，⑤病院の施設・設備および備品に対する賠償事例について以下に述べる．

①患者・家族への傷害に対する賠償

実習中に患者・家族に傷害を負わせる事例も少数ではあるが報告されている（表Ⅲ-10）．移動・移乗時の骨折，食事介助時の熱傷，援助時の皮膚損傷などがある．

患者の骨折に関しては，患者の移動・移乗を実施するときに本当に学生一人で可能なのかを学生，教員，臨床指導者が適切に判断し，必要時は見学のみにする，不測の事態に備え側で見守る，ともに実施するなどの対応が必要になる．

患者の皮膚損傷に関しては，清潔援助のときは時計をはずし，爪は短く切るなどの基本的なことを行うとともに，患者に浮腫があるなどの皮膚状態や，乳幼児・高齢者など皮膚が弱い場合は注意深く行うように伝える．

患者の熱傷に関しては，お茶など熱いものはすべて揃ってから最後に配膳するなどの気配りが重要である．患者の状況にもよるが，食事介助時は，配膳後に患者の側を離れない

表Ⅲ-11 患者の私物の破損例

- 昼食の配膳時，食事を置く場所を確保しようとカーテンを開けたとき，湯のみを落下させ，破損．
- 環境整備中，患者の陶器製マグカップを床に落とし破損．
- 環境整備中，オーバーテーブルの上にあった置時計を落下し破損．
- シーツ交換時，懐中時計がベッドの柵に吊るしてあるのに気づかず，柵を床に置き時計を破損．
- ベッドの上にあった充電中の電気カミソリを移動しようとしたとき，落下させ破損．
- 床頭台の扉を開けたとき，鏡が滑って落下し，破損．
- 入浴介助終了後，患者の更衣のとき，眼鏡を床に落としてレンズを破損．
- 環境整備中，オーバーテーブルの上に置いてあった眼鏡を落とし破損．
- 補聴器が落ちたのを気がつかず，誤って踏んでしまい破損．
- 洗面所で義歯洗浄中，義歯を落とし破損．
- 環境整備中，上顎総義歯をごみと間違えて破棄．

ようにする．万が一離れるときは下膳をするなどの配慮も必要である．

さらに輸液ポンプが患者の上に倒れて患者が受傷した事例もある．臨床では医療機器を使用することが多く，足元にコードが複数本あることが多い．輸液ポンプは点滴架台に取り付けられていることが多く，重心が高いのでコードを引っ掛けると倒れる可能性がある．環境整備時にベッド周囲の床の電気コードなどの配置もあわせて行うことが求められる．

②患者の私物の破損に対する賠償

患者の生活環境には，湯のみ・コップ・マグカップや目覚まし時計，電気カミソリなどの日常品や眼鏡，義歯などこわれやすいものが多くみられる．環境整備を行っているときに誤って落とす，オーバーテーブルや床頭台にぶつかり落とす，清潔の援助中に落とすなどといったことが多い（表Ⅲ-11）．

学生は炊事・洗濯・掃除などの日常生活を自分自身で実施することが少ない．そのため，物品の取り扱いが不慣れだったり，所作のていねいさに欠けている場合がある．

また，患者の私物はそれぞれ思い出がある物品が多い．たとえば子どもや孫に誕生日にプレゼントされた大切な湯のみである場合，同じ湯のみを弁償したとしても，患者にとっては同じ湯のみではないということになる．また眼鏡や義歯の破損は，患者の日常生活に直結し生活を不便にする．

教員は学生に患者の私物に込められた思いや，破損した場合の日常生活の不便さを伝える必要がある．また環境整備時，ベッド上やベッド周囲（オーバーテーブルや床頭台含む）にある患者の私物を確認してから実施するように伝える．さらに，物品をていねいに取り扱う意味を伝え，割れやすいものは両手で取り扱う，置くときは乱暴に置かない，物品の位置を確認し必要に応じて位置を移動してから行うなど，取り扱いを具体的に伝える．

③ナースコールの破損に対する賠償

病院の施設・設備の破損としては，ナースコールが16%と多い（図Ⅲ-6）．ほとんどの場合，ギャッチベッドの操作中にナースコールを断線させたり，ベッドとベッド柵の隙間に挟んでナースコール本体を破損したりする場合が多い．また患者の援助時にナースコー

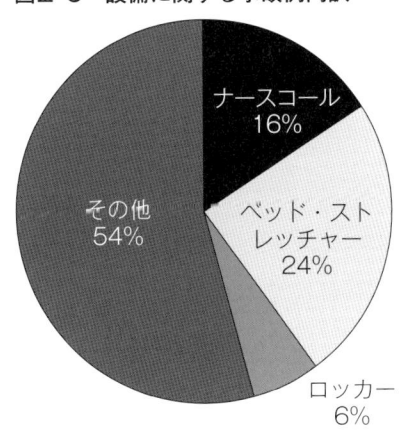

図Ⅲ-6 設備に関する事故例内訳

（円グラフ：ナースコール16%、ベッド・ストレッチャー24%、ロッカー6%、その他54%）

表Ⅲ-12 ナースコールの破損例

- ベッド柵にナースコールが挟まったまま電動自動ベッドの頭側を下げていたとき，ナースコールのケーブルが引っ張られケーブルが断線．
- 全身清拭のためベッドの頭部を上げていたとき，ナースコールの接続部にぶつかり破損．
- ベッドを平らに戻すとき，ベッド柵にナースコールが挟まりナースコールが破損．
- 患者の体位変換時，ベッドの振動によりナースコールが床に落下し破損．

ルが落下し破損する事例もある（表Ⅲ-12）．患者にとってナースコールは命綱であり，大切なものである．

　教員はベッドのギャッチ操作前に，必ずナースコールの位置を確認してからギャッチアップ・ダウンの操作を実施するように伝える．また援助を実施しているときのナースコールの置き場所にも注意を促す．そして，ギャッチ操作や援助後には，必ず患者の手が届く元の位置にナースコールを戻すことも忘れないように伝える．

④水温計・体温計の破損に対する賠償

　備品に関する損害では，水温計・湯温計が54％を占めている（図Ⅲ-7）．臨地実習では身体の清潔の援助として，清拭，足・手浴などを実施する機会が多く，湯の温度を確認するために水温計を使用する頻度が高いためであると考える．また，現在の生活ではガラス製棒状の水温計の取り扱いに学生が慣れていないことも要因である．

　水温計の破損は，落とした，他の器具・器材にぶつけた，他の物品の下敷きにしたという例が目立つ（表Ⅲ-13）．破損するとガラスの飛散があり危険である．最近ではガラス製ではないデジタル式の水温計も販売されているので，病院の演習室および臨床で使用する水温計の形態を検討することも一案であると考える．

　水銀体温計の破損は，ポケットに入れていて落としたときに起きている．水銀体温計の破損は水銀の飛散が大きな問題である．最近では一般家庭でも電子体温計を使用することが多いため，破損して飛散した水銀の後片付けの方法を知らない学生も多い．実習で破損

図Ⅲ-7 備品に関する事故例内訳

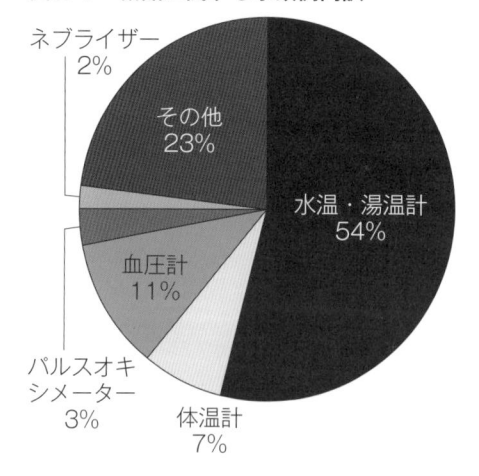

- ネブライザー 2%
- その他 23%
- 水温・湯温計 54%
- 血圧計 11%
- パルスオキシメーター 3%
- 体温計 7%

表Ⅲ-13 備品の破損例

- 物品の後片付けのとき，ワゴンの上に物品を乗せて移動中，誤って水温計を落とし破損．
- 清拭をするとき，誤って水温計を床に落とし破損．
- 足浴の準備中，水温計を浴室にぶつけて破損．
- 清拭のお湯の準備中，水道の蛇口に水温計の先端をぶつけ破損．
- 水温計をケースに入れ持ち運んでいたところ，キャップが閉まっておらず落として破損．
- 体温を測定の準備のとき，落下させ水銀体温計を破損．
- 水銀体温計をアルコール綿で拭いているときに手がすべり落下させ破損．
- 水銀体温計をケースから出すとき，床に落とし破損．
- 水銀体温計をケースに戻すとき，床に落とし破損．
- ポケットに水銀体温計を入れていて破損．

した場合は，すぐに看護師に伝えて後片付けを行う．

　水銀体温計に使用している水銀は無機水銀だが，室温で放置すると水銀蒸気を発生し，中毒症状を起こす可能性があるので，換気をよくし，すばやく回収し蓋つきの容器（金属製は変性をきたすので使用しない）に入れる．回収するとき直接手に触れないように伝える．

⑤病院の施設・設備および備品に対する賠償

　病院の施設・設備および備品の破損は多岐にわたる（表Ⅲ-14）．汚水を流すときにタオルを一緒に流し配水管を詰まらせた事例は数例ある．配水管が詰まると病院の業務にも支障をきたすので，清潔の援助後に汚水を流すときは必ずタオルの遺残の有無を確認するように伝える必要がある．

　また，ストレッチャーや車椅子を片付けるときに壁や窓ガラスを損傷する事例も多い．物品を片付けるときはていねいに行うように伝える．備品ではパルスオキシメーターや血圧計，ネブライザー，酸素流量計などの破損が多くみられる．環境整備，シーツ交換などのときにベッド周囲の物品の配置に注意する必要がある．血圧計も水銀血圧計の場合は落

表Ⅲ-14 施設，設備の破損例

- バケツの中を確認せず，汚水を汚水槽へ流すとき，タオルも一緒に流し配水管が詰まった．
- 電動ベッドのコードに足をひっかけ，コンセントプラグが曲がり使用できなくなった．
- ベッドの高さを自分の身長にあわせようと，調節ハンドルを操作中，ハンドルを無理に回し一部の部品を破損．
- ストレッチャーを片付けるとき，ナースステーションのカウンターの壁にぶつけて壁が破損．
- 車椅子を片付けるとき，ガラスの壁に車椅子のフットレストの軸の部分があたり，ガラスを破損．
- 正座後，足がしびれて立ち上がることができず，障子に倒れこんで破損．
- シーツ交換時，オーバーテーブルに置いてあったパルスオキシメーターを落下させ破損．
- 水銀血圧計の蓋が開かず，無理に開けたところ破損．
- ジェット式ネブライザーが手にあたり落下させ破損．
- 酸素ボンベを倒して，酸素流量計を破損．
- 環境整備中，熱くなっていた電球を濡れた雑巾で拭いたため破損．
- 実習施設のロッカーを施錠しようと鍵を強く回したところ鍵を鍵穴に残したまま破損．

下させて破損する事例もあり，漏れた水銀の取り扱いに注意が必要となる．さらに無理に操作してベッドのハンドルやロッカーの鍵を破損する事例も多いので，無理に操作しないように伝える．

環境整備中のベッド周囲の電球の破損も数例ある．患者がベッド臥床中に破損すると患者が傷害を負う可能性がある．電球を拭くときは電球の位置に注意するとともに，熱した熱い電球は濡れた雑巾で拭かない，電球の熱が冷めてから拭くように指導する．

おわりに

川村は，技術習得は正しい手順で「できること」ではなく危険を認識したうえでできること，すなわち「わかってできること」を評価する必要があることや，ケーススタディでトレーニングし，患者と行為両方の危険をイメージして「してはならないこと」と「すべきこと」を判断する練習を積むことが大切であると述べている[11]．

教員は学生がわかってできているのかを確認することが必要である．そして，してはいけないこととすべきことを学生が考えられるように，なぜその援助を行うのか，援助を実施するときに何に注意するのか，またどのような危険があるのかを具体的に確認することが求められる．さらに，教員は学生が「できないことをできない」「わからないことをわからない」といえる関係を築き，立ち止まり確認できる実習環境を提供することが重要である．

看護基礎教育ではひとつの援助をていねいに行い次の援助に移ることが多いが，実習では同時に複数の事象に対応する必要が生じるため，学生は優先度を考えて対応することが求められる．

教員は学生が複数の事象に対応できるような技術演習を工夫する必要がある．宮本は，

学生の段階での学びの工夫として，4人部屋を想定し，学生が配膳する場面で一人の患者から大声で呼ばれ，別の患者は安静指示中にもかかわらずベッドから降りようとしている状況設定で，看護師役を学生が演じ観察者の学生と意見交換を行う方法で演習を実施している[12]．このように場面を設定してロールプレイングを領域別に実習前の技術演習に取り入れることで，より臨床に近い体験ができ，学生同士で知識や情報の共有ができると考える．

臨地実習における医療安全は，学生が入学したときからの講義や演習のなかで系統立てて積み重ねていく必要がある．教員は学生への日々のかかわりのなかで，学生が危ないと感じられる感性を身につけ，危ないと思ったら立ち止まる習慣と，疑問を感じたら確認する習慣を看護基礎教育と臨地実習で育んでいってほしい．

■文献
1) 2004年新卒看護職員の早期離職等実態調査
   http://www.nurse.or.jp/home/opinion/press/2004pdf/press20050224_03.pdf
2) 山内桂子，嶋森好子：コミュニケーションエラーの発生要因〜5病院のインシデント・アクシデント事例から〜．看護．56(2)：047〜049，2004．
3) 森永今日子，他：医療事故におけるチームエラーの回復に関する研究(1)．北九州市立大学文学部紀要(人間関係科学)．10：55〜62，2003．
4) 前掲1)
5) 川原由佳里，他：メタ認知の視点からみた学生のヒヤリ・ハット体験事例．看護教育．48(10)：890〜894，2007．
6) (社)日本看護協会：看護記録の診療情報の取り扱いに関する指針，2005．
8) 丸山マサ美：患者個人情報に関する看護学生の認知・行動調査．九州大学医学部保健学科紀要．30：99〜104，2004．
9) (社)日本看護協会：保健医療福祉施設における暴力対応指針
   http://www.nurse.or.jp/home/publication/pdf/bouryokusisin.pdf
10) 厚生労働省：動物由来感染症
    http://www.mhlw.go.jp/bunya/kenkou/kekkaku-kansenshou18/index.html
11) 川村治子：「看護の統合と実践」での医療安全教育を考える．看護教育．48(9)：789〜79，2007．
12) 宮本千津子：医療安全に置けるセルフマネジメント能力の育成．医療安全．17：057〜059，2008．

看護学教育
臨地実習指導者実践ガイド　　ISBN978-4-263-23561-4

2012年 1 月10日　第1版第1刷発行
2013年 2 月20日　第1版第2刷発行

　　　　　　　　　　　　　編　者　矢　野　章　永
　　　　　　　　　　　　発行者　大　畑　秀　穂
　　　　　　　発行所　医歯薬出版株式会社
　　　　　　〒113-8612　東京都文京区本駒込1-7-10
　　　　　　　　TEL.(03)5395-7618(編集)・7616(販売)
　　　　　　　　FAX.(03)5395-7609(編集)・8563(販売)
　　　　　　　　　　http://www.ishiyaku.co.jp/
　　　　　　　　　　郵便振替番号 00190-5-13816

乱丁，落丁の際はお取り替えいたします　　　印刷・あづま堂印刷／製本・皆川製本所
　　　　　　　© Ishiyaku Publishers, Inc., 2012. Printed in Japan

本書の複製権・翻訳権・翻案権・上映権・譲渡権・貸与権・公衆送信権(送信可能化権を含む)・口述権は，医歯薬出版(株)が保有します．
本書を無断で複製する行為(コピー，スキャン，デジタルデータ化など)は，「私的使用のための複製」などの著作権法上の限られた例外を除き禁じられています．また私的使用に該当する場合であっても，請負業者等の第三者に依頼し上記の行為を行うことは違法となります．

JCOPY ＜(社)出版者著作権管理機構 委託出版物＞
本書を複写される場合は，そのつど事前に(社)出版者著作権管理機構(電話03-3513-6969, FAX 03-3513-6979, e-mail : info@jcopy.or.jp)の許諾を得てください．